PÜSCHEL · WERKSTOFFE

Fritz Püschel

Werkstoffe im Orthopädiemechaniker- und Bandagisten-Handwerk

Mit 5 Abbildungen

Technischer Verlag Herbert Cram, Berlin W 35

1955

Printed in Germany
Satz: Walter de Gruyter & Co., Berlin W 35
Druck: Thormann & Goetsch, Berlin SW 61

Vorwort

Es gibt wohl kein Handwerk, welches für die Herstellung seiner Erzeugnisse soviele Werkstoffe verarbeitet, wie es beim Orthopädiemechaniker- und Bandagisten-Handwerk aus der Vielseitigkeit seiner Aufgaben geschieht. Dazu treten in der Gegenwart noch die von Wissenschaft und Technik neu entwickelten Werkstoffe, die wir als Kunststoffe kennen.

In meiner langjährigen Tätigkeit auf dem Gebiete der Orthopädietechnik habe ich oft erkennen müssen, daß hinsichtlich der Werkstoffkunde noch manche Wissenslücke offensteht, die ihre Ursache nicht zuletzt in der Tatsache hat, daß dem Fachhandwerker keine ausreichende Literatur über seine Werkstoffe zur Verfügung steht. So war es Zweck und Ziel dieser Arbeit, die in diesem Handwerk zur Verarbeitung gelangenden Werkstoffe hinsichtlich ihres Ursprungs, ihrer Gewinnung bzw. Herstellung, ihrer Eigenschaften und ihrer Verwendungsmöglichkeiten zusammenzustellen.

Ich habe mich bemüht, den Fragenkomplex des Themas in einfacher und knapper Sprache zu behandeln, damit dem Leser die Möglichkeit gegeben ist, sich einen kurzen und verständlichen Überblick zu verschaffen.

Berlin, Sommer 1954

Fritz Püschel

Geleitwort

Das vorliegende Werk stellt eine sehr wertvolle Bereicherung unserer sehr bescheidenen Fachliteratur dar. In einem kleinen handlichen Buch werden alle Materialien, die für den Orthopädiemechaniker und Bandagisten von Wichtigkeit sind, sehr ausführlich besprochen und darum sollte dieses Buch in keinem Betrieb fehlen. In kurzer sachlicher Form wird all das geschildert, was wissenswert ist. Das Werk dürfte gerade für unseren Nachwuchs und unsere Lehrlinge ganz besonders wertvoll und den Betriebsführern ein willkommenes Geschenk für ihre Gefolgschaftsmitglieder sein. Ich hoffe, daß dieses Buch bald in keinem Fachbetrieb fehlen wird.

Hugo Stortz
Bundesinnungsmeister

Inhaltsverzeichnis

I. Einleitung

Das Orthopädiemechaniker-Handwerk hat im Dienste der Gesundheitspflege eine verantwortungsvolle Aufgabe zu erfüllen. Orthopädiemechaniker und Bandagisten fördern in gemeinsamer Arbeit eine Leistung, die meistens den Abschluß eines Heilungsprozesses bildet und die für den Kranken oder körperlich Beschädigten meistens von lebenswichtiger Bedeutung ist. Allein die orthopädische Versorgung unserer Kriegsbeschädigten, der Unfall- und Zivilbeschädigten hat an der Leistung unseres Handwerks den größten Anteil.

Die Herstellung und Anpassung orthopädischer Hilfsmittel setzt neben den handwerklichen Fertigkeiten ein gediegenes Wissen voraus, und die Vielseitigkeit auf dem Gebiete der Orthopädietechnik bedingt daher neben einer gründlichen Ausbildung in diesem Beruf eine ständige Weiterbildung in der einschlägigen Technik und Materialkunde.

Im Zeitalter der Chemie und Technik haben auch im Orthopädie- und Bandagisten-Handwerk erhebliche Umwälzungen stattgefunden, und wenn sich der Fachangehörige seiner verantwortungsvollen und wichtigen Arbeit am Körper des Kranken oder des Beschädigten bewußt ist, wird er sich mit der fortschrittlichen und technischen Entwicklung in seinem Handwerk vertraut machen müssen. Dazu gehört auch, daß er die ihm zur Verfügung stehenden Werkstoffe bestens kennt.

In den nachfolgenden Abschnitten dieses Buches wird eine allgemeinverständliche Darstellung aller im Orthopädiemechaniker- und Bandagisten-Handwerk zur Anwendung kommenden Werkstoffe gegeben. Der Ursprung und die Gewinnung mancher Werkstoffe sind häufig nicht näher bekannt und auch die Eigenschaften eines Materials sind oftmals für die Be- und Verarbeitung von größter Wichtigkeit. Ebenso muß der Fachmann wissen, wie sich der Werkstoff als Bestandteil des orthopädischen Hilfsmittels am menschlichen Körper verhält. Es ist nötig, diesen Hinweis gerade bei der Verwendung von Kunststoffen zu machen.

Es ist die Absicht des Verfassers, allen Fachangehörigen einen geschlossenen Überblick über alle Werkstoffe zu geben, die der Orthopädiemechaniker und Bandagist verarbeitet und über deren Ursprung und Wesen zu wenig bekannt ist. Ein gediegenes Wissen hierüber kann nur von Nutzen sein!

Aber auch der Nichtfachmann wird es begrüßen, daß hier eine Vertiefung der Berufskenntnisse beabsichtigt ist und dem Leser einmal gezeigt wird, wie vielerlei Werkstoffe allein dieses Handwerk benötigt, um seine Aufgabe zu erfüllen.

II. Werkstoffbegriffe

Für den Orthopädie-Handwerker ist es bei der Verarbeitung der verschiedenen Werkstoffe notwendig, sich über die technischen und physikalischen Eigenschaften ein ausreichendes Wissen anzueignen. Man kann sagen, daß die Werkstoffkunde heute eine Wissenschaft ist, die ihre Ergebnisse durch praktische Versuche mit Werkstoffen und Werkstücken unter Berücksichtigung der Grundlehren der Chemie und der Physik aufbaut.

So sprechen wir bei der Beurteilung eines Werkstoffes von seinem spezifischen Gewicht, den Wärmeleitzahlen, den Festigkeitszahlen, den Härtezahlen und seinen chemischen und optischen Festwerten. Nachstehend sollen die verschiedenen Begriffe dargelegt werden, wie sie sich aus der Deutschen Normung (Deutscher Normenausschuß Berlin W15, Uhlandstr. 175) ergeben.

1. Begriff der Normung

Die Normung ist seit einem Menschenalter ein wesentlicher Bestandteil der modernen Entwicklung von Wirtschaft und Technik. Sie ist nicht nur eine materiellwirtschaftliche Maßnahme, sondern auch ein Mittel, die geistige und körperliche Arbeit des Menschen zu vereinfachen und zu erleichtern, in sein Dasein Ordnung und Sicherheit zu bringen und gute Verständigungsmöglichkeiten zu schaffen.

Normung bedeutet:

a) wirtschaftliches Herstellen, Vermindern der Sortenzahl;

b) Vereinfachen der Lagerhaltung, Verringern des Betriebskapitals;

c) erleichtertes Beschaffen von Ersatzteilen, Gewähr für Güte und Zweckmäßigkeit;

d) Ausschalten von Mißverständnissen, Verkürzen der Lieferzeiten.

Normen im Sinne des Deutschen Normenwerkes sind die in Gemeinschaftsarbeit aller Beteiligten geschaffenen Vereinheitlichungen, die als Grundlagen für eine Ordnung und Leistungssteigerung in Technik, Verwaltung, Wirtschaft und Wissenschaft dienen. Normen können sich u. a. beziehen auf:

Baugrundsätze, Betriebsanweisungen, Benennungen,

Einheiten und Formelgrößen, Formen und Abmessungen,

Gütevorschriften und technische Lieferbedingungen,

Kennzeichnungen, Richtlinien, Schriften und bildliche Darstellungen,

Sicherheitsbestimmungen, Stoffe, Toleranzen, Typen, Verfahren und Vordrucke.

Die Normen sind allgemein anerkannte Regeln, zu deren Anwendung sich jeder verpflichtet fühlen sollte. Darüber hinaus können Normen für einen engeren oder weiteren Bereich durch Maßnahmen der zuständigen behördlichen Stellen als „verbindlich“ erklärt werden.

2. Dichte und Wichte (DIN 1306)

a) Dichte

11 Die mittlere Dichte ϱ_m eines Körpers ist das Verhältnis seiner Masse m zu seinem Volum V:

$$\varrho_m = \frac{m}{V}.$$

12 Die Dichte (ohne den Zusatz „mittlere") in einem Punkte eines Körpers ist der Grenzwert, dem die mittlere Dichte in einem den Punkt enthaltenden Volum zustrebt, wenn man dieses so weit verkleinert denkt, daß es klein wird gegen die Abmessungen des Körpers, aber noch groß bleibt gegen die Gefügeeinheiten seines Stoffs:

$$\varrho = (\varrho_m)_{v \to 0} = \frac{dm}{dV}.$$

13 Bei Dichteangaben ist, wenn nötig, der Zustand des Körpers (Temperatur, Druck, bei Gasen Feuchtigkeitsgehalt usw.) anzugeben (vgl. DIN 1343).

b) Wichte

21 Die mittlere Wichte γ_m eines Körpers ist das Verhältnis seines Gewichts G zu seinem Volum V:

$$\gamma_m = \frac{G}{V}.$$

22 Die Wichte (ohne den Zusatz „mittlere") in einem Punkte eines Körpers ist der Grenzwert, dem die mittlere Wichte in einem den Punkt enthaltenden Volum zustrebt, wenn man dieses so weit verkleinert denkt, daß es klein wird gegen die Abmessungen des Körpers, aber noch groß bleibt gegen die Gefügeeinheiten seines Stoffs:

$$\gamma = (\gamma_m)_{v \to 0} = \frac{dG}{dV}.$$

23 Unter Wichte ist, wenn es die Genauigkeit erfordert, die Wichte an einem Orte zu verstehen, wo die Fallbeschleunigung ihren Normwert hat (vgl. DIN 1305). Auch bei Wichteangaben ist, wenn nötig, der Zustand des Körpers anzugeben.

c) Nichthomogene Körper

31 Homogen (hinsichtlich der Massenverteilung) ist ein Körper, wenn die Dichte in allen seinen Punkten gleich ist, also mit seiner mittleren Dichte übereinstimmt. Im entgegengesetzten Falle ist er nichthomogen.

32 Wenn nötig, ist zwischen Rohdichte und Reindichte und entsprechend zwischen Rohwichte und Reinwichte zu unterscheiden, je nachdem ob bei der Bestimmung des Volums die Poren mitgerechnet werden oder nicht. Auch

die Rohwichte kann für einen Punkt definiert werden, wenn man voraussetzt, daß das betrachtete Volum gegen die Abmessungen des Körpers sehr klein, gegen die Größe der Poren dagegen noch groß ist.

d) Unbenannte Größen

41 Das Verhältnis der Dichte eines Körpers zu der Dichte eines Vergleichskörper von fest gegebenem Zustand heißt Dichtezahl. Das Verhältnis der Wichte eines Körpers zu der Wichte eines Vergleichskörpers von fest gegebenem Zustand heißt Wichtezahl. Sprechen keine Gründe dagegen, so ist als Vergleichskörper Wasser von größter Dichte bei einem Außendruck von 760 Torr zu wählen.

42 Bei Flüssigkeiten und Gasen heißt das Verhältnis der Dichte eines Körpers zu der Dichte einer Vergleichsflüssigkeit oder eines Vergleichsgases des gleichen Zustands Dichteverhältnis.

Die Bestimmung des spezifischen Gewichtes erfolgt bei festen Körpern durch die Hydrostatische Waage, bei Flüssigkeiten durch den Aräometer.

Erläuterungen:

Zu 11, 12, 21 und 22: Der Ausdruck „spezifisches Gewicht" ist in dem Normblatt ganz vermieden, weil sich im In- und Ausland wohl kaum eine Einigung darüber erzielen ließe, ob darunter die Dichtezahl bzw. Wichtezahl oder die Wichte verstanden werden soll. In den angelsächsischen Ländern bedeutet specific gravity die Dichtezahl bzw. die Wichtezahl; in Deutschland dagegen sind beide auf weiten Gebieten ausschließlich im Gebrauch.

Dr. H. Prieß schreibt hierzu:

Praktisch wird meistens die (zahlenmäßig gleiche) unveränderliche Dichte verwendet (Masse der Raumeinheit eines Stoffes). Die Dichte der Vergleichssubstanz (reines Wasser von 4° C) ist 1,000; das spezifische Gewicht ist dann gleich dem festen Gewichtsverhältnis gleicher Raumteile Stoff und reinen Wassers von 4° C und bei einem Luftdruck von 760 mm Quecksilbersäule.

Kurz gesagt, versteht man unter dem spezifischen Gewicht und Raumeinheitsgewicht das Verhältnis eines Körpers zu seinem Rauminhalt. Als Bezugsgröße für beide Festwerte kann man bei der Beschreibung der verschiedenen Werkstoffe g/cm³ annehmen. Das spezifische Gewicht (Wichte) ist das Gewicht je Rauminhalt von einheitlichen (homogenen) Körpern, wie Metallen und Flüssigkeiten, das Raumeinheitsgewicht desjenigen von Körpern mit ungleichmäßig verteiltem porigem Rauminhalt, wie Holz und Leder.

Werkstoffe mit niedrigem spezifischem Gewicht oder Raumeinheitsgewicht besitzen durchweg auch ein niedriges Wärmeleitungsvermögen. Beide Eigenschaften bieten einen großen Vorteil für die Körperersatzstücke und für Bekleidungszwecke.

Wärmeleitung heißt das Wandern der Wärme innerhalb eines Körpers von einem Stoffteilchen zum unmittelbar benachbarten Teilchen. Die Wärmeleitzahl eines Körpers bezeichnet sein Wärmeleitvermögen. Man unterscheidet die physikalische und die technische Wärmeleitzahl.

Physikalische Wärmeleitzahl λ_p = die Anzahl von cal (= kleine Kalorie), die eine 1 cm dicke Schicht eines Stoffes in 1 Sekunde auf einen Quadratzentimeter bei 1° Temperaturdifferenz durchläßt (cal/cm s°).

Technische Wärmeleitzahl λ_t = Anzahl von kcal (= große Kalorie; 1 kcal = 1000 cal), die eine 1 cm dicke Platte in 1 Stunde auf einen Quadratmeter bei 1° Temperaturdifferenz durchläßt. Es ist $\lambda_t = 360\ \lambda_p$.

Die Wärmeleitzahl eines Werkstoffes gibt seine Eignung als Wärmeschutzmittel an; je niedriger seine Wärmeleitzahl ist, desto höher ist sein Wärmeschutzvermögen. Der Luft kommt praktisch das niedrigste Wärmeleitvermögen und dem Silber das höchste zu.

Die technische Wärmeleitzahl (kcal/m h°) beträgt ungefähr für:

Luft	0,018	Gips, gegossen	0,32
Wollfilz	0,054	Glas	0,5–0,8
Holz, verschiedene Arten	0,11–0,36	unleg. Flußstahl	36–46
Kautschuk	0,10–0,20	kupferhaltige Leichtmetalle	118–130
Leder	0,14	Aluminium	175
Zelluloid	0,18	Kupfer	300
Vulkanfiber	0,18–0,28	Silber	360

Holz hat ein niedriges Raumeinheitsgewicht und wird auch wegen seiner geringen Wärmeleitfähigkeit als Baustoff für Kunstglieder bevorzugt.

Die meisten Kunststoffe bieten niedrige spezifische Gewichte und haben eine geringe Wärmeleitfähigkeit, so daß sie für den Kunstgliederbau wertvolle Eigenschaften besitzen.

3. Gewicht, Masse, Menge (DIN 1305)

a) Die Fallbeschleunigung g an einem Ort der Erde ist die Beschleunigung, mit der der Massenmittelpunkt eines an dem Orte ruhenden Körpers im luftleeren Raume zu fallen beginnt, wenn man ihn freiläßt. Dabei ist vorausgesetzt, daß der die Beschleunigung feststellende Beobachter an dem Orte ruht.
Der Wert

$$g_n = 9{,}80665\ m/s^2$$

heißt Normwert der Fallbeschleunigung.

b) Das Gewicht G eines an einem der Erde ruhenden Körpers ist die Kraft, die er im luftleeren Raum auf seine Unterlage ausübt. Das Gewicht ändert sich proportional der Fallbeschleunigung.
Das Gewicht eines Körpers an einem Orte, für den der Normwert g der Fallbeschleunigung gilt, heißt sein Normgewicht G_n.
Befindet sich der Körper in einer Flüssigkeit oder in einem Gase, so erleidet er einen Auftrieb; man hat dann, wenn es die Genauigkeit erfordert, zwischen seinem Tauchgewicht und seinem Gewicht zu unterscheiden. Das Gewicht ist gleich dem Tauchgewicht vermehrt um den Betrag des Auftriebes.

c) Die **Masse** eines Körpers ist eine ihm eigentümliche unveränderliche Eigenschaft; sie steht mit einer auf den Körper wirkenden Kraft P und der von dieser erzeugten Beschleunigung b in der Beziehung $= P = mb$.
Die Masse eines Körpers ist hiernach — bei Benutzung bestimmter Einheiten — zahlenmäßig gleich der Kraft, die man auf ihn ausüben muß, wenn er die Einheit der Beschleunigung erfahren soll; sie ist daher ein Maß der Trägheit.
Die Masse eines Körpers ist insbesondere gleich seinem Gewicht an einem beliebigen Orte geteilt durch die Fallbeschleunigung an demselben Ort:

$$m = \frac{G}{g}$$

d) Da die Schwerkräfte ebenso wie die Trägheitskräfte den Massen erfahrungsgemäß proportional sind, können Massen durch beide Arten von Kräften gemessen werden („schwere" Masse = „träge" Masse). Die Hebelwaage, die im wesentlichen Schwerkräfte vergleicht, wird wegen ihrer Bequemlichkeit und Genauigkeit vorzugsweise zur Bestimmung der Masse verwendet.

e) Das Normgewicht G_n und die Masse m stellen neben der „Anzahl" und dem Normvolum, d. h. dem Volum im Normzustand, die wichtigsten Maße für Stoffmengen dar.

Volumen = Rauminhalt.

Volumenmessung von a) Flüssigkeiten: in Maßfläschchen mit geeichter Skala,
b) festen Körpern: durch Eintauchen in Wasser und Messung der verdrängten Wassermenge.

4. Festigkeit

Festigkeit ist der Widerstand, den feste Körper einer Trennung ihrer Teile entgegensetzen, unterschieden nach Druck-, Drehungs-, Biegungs- und Schwingungsfestigkeit. Die hierzu erforderliche Kraft wird in Kilogramm je Quadratzentimeter (kg/cm^2) oder je Quadratmillimeter (kg/mm^2) angegeben und als Spannung bezeichnet. (Technische Atmosphäre = 1 kg je qcm.) Die Festigkeitslehre gibt die Verfahren zur Berechnung von Spannungen und Formveränderungen bei Materialien und Bauwerken an. Die einem Werkstück zugemuteten Beanspruchungen lassen sich grundsätzlich in statische und dynamische trennen. Bei der statischen Beanspruchung unterliegt das Werkstück einer gleichmäßigen ruhenden Last, durch die der Werkstoff auf Druck, Zug, Biegung, Verdrehung oder Schub beansprucht werden kann. Bei der dynamischen Beanspruchung dagegen ist das Wesentliche die Veränderung des Spannungszustandes. Diese kann in einer Veränderung der Größe der Belastung oder der Angriffsrichtung der Belastung, als schwellende oder wechselnde Belastung oder als Stoß in Erscheinung treten.

Als Druckfestigkeit ist der Widerstand eines Körpers gegen Zerdrücken

$$\frac{\text{Größte Druckkraft in kg}}{\text{ursprünglicher Querschnitt (cm}^2\text{)}}$$

zu bezeichnen. Die Ermittlung ihrer Werte erfolgt an zylindrischen Probekörpern, deren Höhe gleich dem Durchmesser ist oder an Würfeln.

Die Zug- und Zerreißfestigkeit ist die höchste Spannung, bezogen auf den Ursprungsquerschnitt eines Probekörpers, die der Werkstoff vor dem Bruch ausgehalten hat. Für die Prüfung fester Werkstoffe benutzt man die Materialprüfungsmaschine zur Ermittlung der Dehnung, Zug- und Zerreißfestigkeit von Materialien durch Prüfung von Probestäben (Zerreißstäben).

Die Spannkraft (Elastizität) ist das Bestreben fester Körper, bei durch Druck, Biegung, Verdrehung u. a. bewirkter Formveränderung die ursprüngliche Form wieder anzunehmen, sobald die eingesetzte Krafteinwirkung schwächer wird bzw. aufhört (Gummi und Gummigewebe, Federstahl, Federn u. dgl.).

Die Dehnbarkeit dagegen ist die Eigenschaft, bei welcher ein fester Körper durch Druck oder Zug eine Formveränderung erfährt, jedoch den Zusammenhang mit seinen Teilen behält. Nach den Normen gilt als Dehnung die Streck- oder Fließgrenze, die sich beim Probestab ohne Vergrößerung der Belastung in seiner Verlängerung ausdrückt.

Die Bruchdehnung ist die mittlere Dehnung der Probestablänge nach dem Bruch, gemessen an der ursprünglichen Länge.

Als Quetschgrenze, die der Streckgrenze beim Zugversuch entspricht, bei zeichnet man die Belastung beim Druckversuch, bei der die Formveränderung bleibend geworden ist. Nach Überschreiten der Quetschgrenze gehen spröde Körper zu Bruch, während zähe Körper sich immer mehr zusammendrücken oder höchstens Anrisse bekommen.

Die Biegefestigkeit ist der Widerstand eines festen Körpers gegen Bruch infolge von Kräften, die senkrecht zu seiner Längsachse wirken. Die Prüfung erfolgt an einem an beiden Enden unterstützten Probestab, auf dessen Mitte die Belastung angesetzt und bis zum Bruch gesteigert wird. Dabei treten im Probestab Druck- und Zugspannungen gleichzeitig auf, die sich in zwei verschiedenen Formveränderungen auswirken. Die Prüfung auf Biegefestigkeit ist gerade be- Holz, Stahl und Kunststoff von besonderer Wichtigkeit.

Die Härte ist der Widerstand, den ein Körper dem Eindringen eines anderen bietet. Nicht zu verwechseln ist die Härte mit der Druckfestigkeit. Nach Dr. Prieß bezeichnet man in der Mineralogie von zwei Körpern denjenigen als den härteren, der den andern „ritzt“. Danach ergeben sich folgende Werte:

Talk	= 1	Feldspat	= 6
Gips od. Steinsalz	= 2	Quarz	= 7
Kalkspat	= 3	Topas	= 8
Flußspat	= 4	Korund	= 9
Apatit	= 5	Diamant	= 10

Zur Bestimmung der Härte hat sich das statische Verfahren nach Brinell (DIN 1605) am meisten bewährt. Eine Kugel vom Durchmesser D mit einer genormten Belastung P wird in den zu prüfenden Werkstoff eingedrückt und aus der Größe des Durchmessers der erzeugten Eindruckfläche wird die Härtezahl ermittelt. Als Brinellhärte gilt dann der Quotient aus Kugelbelastung und aus Kalottenoberfläche, d. h. die auf 1 mm² der Kalottenfläche bezogene Druckkraft.

Die Krafteinwirkungen bei den verschiedenen Prüfungen zur Ermittlung der Festigkeitswerte werden in nebenstehendem Schema deutlich erkennbar.

5. Haftfestigkeit

Die Haftfestigkeit ist jene Kraft, mit der der Anstrichfilm oder ein galvanischer Niederschlag auf seinem metallischen Untergrund festsitzt und verankert ist. Die Größe ist von äußerster Wichtigkeit, aber zahlenmäßig bisher schwer erfaßbar. Es gibt zwar zu ihrer Ermittlung auch Meßgeräte, jedoch ist das Meßproblem für die Praxis noch keineswegs befriedigend gelöst. Bei der Haftfestigkeit spielen mehrere Erscheinungen eine Rolle. Ist das zu schützende Material porös (Eisen, Holz oder Putz), dann kann sich der Film durch Verankerung in den Poren festhalten. Die wahre Oberfläche wird also viel größer sein als die mit dem Auge sichtbare und mit dem Zentimetermaß meßbare. Weiter kann durch Auskristallisieren bestimmter Stoffe im Film (z. B. im Bleimennige-Ölfilm auf Eisen) eine außerordentlich große Haftung erzielt werden.

6. Farbmessung (DIN 5033)

Als Begriffe der Farbmetrik unterscheiden wir:

a) Farbe: Farbe ist ein durch das Auge vermittelter Sinneseindruck, also eine Gesichtsempfindung.

Das Wort „Farbe" wird im täglichen Gebrauch auch für stoffliche Mittel verwendet, mit denen man den Farbeindruck von Gegenständen verändern kann. Der Ausdruck „Farbe" gilt also entweder für Farberlebnis oder Farbmittel (Farbstoff, Pigmente, Leimfarbe u. ä.) oder noch in einem anderen Sinne.

b) Farbreiz: Strahlungen, die durch unmittelbare Reizung der Netzhaut Farbempfindungen hervorrufen, werden Farbreize genannt.

c) Farbvalenz: Die Tatsachen der additiven Farbmischung zeigen, daß das Auge die Farbreize in einer ihm eigentümlichen Weise bewertet. Sie besteht in der gleichzeitigen Strahlenbewertung nach (normalerweise) drei verschiedenen spektralen Empfindungsfunktionen und die drei so hervorgerufenen

Schema des Mechanismus der Bruch-Formen

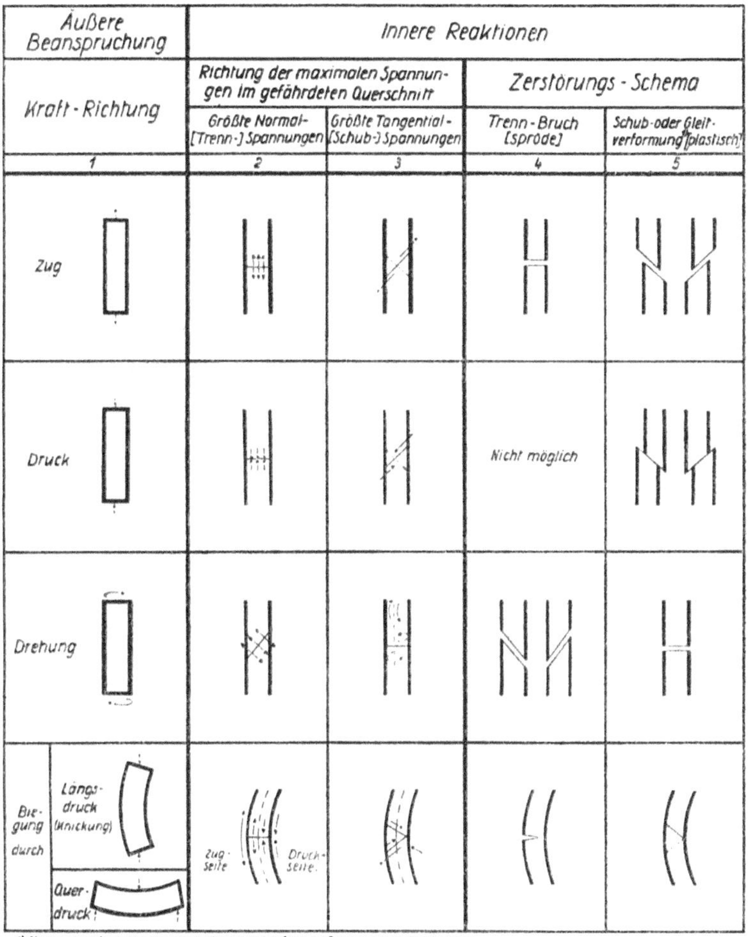

1) Nach mehr oder weniger großen Verformungen erfolgt der Bruch in der verformten Zone

Das Schema des Mechanismuses der Bruchformen zeigt:

1) die (äußere) Beanspruchungsart (Zug, Druck, Verdrehung, Knickung, Biegung) Spalte 1,
2) die (inneren) Spannungsreaktionen, die in dem Körper durch die Beanspruchungen nach 1) erzeugt werden (Normalspannungen, Schubspannungen) in den Spalten 2 u. 3,
3) die Art und Neigung des Werkstoffes bezw. des Körpers (plastisch, spröde — Spalte 4 u. 5) auf die inneren Spannungen nach 2) zu reagieren.

Die äußeren Beanspruchungen sind schematisch in der Abbildung in Spalte 1 angegeben. Es wird hierbei grundsätzlich Zug, Druck, Verdrehung und Biegung (Knickung) unterschieden.

Wirkungen setzen sich, in der Empfindung untrennbar, zu einer einheitlichen Wirkung zusammen, die Farbvalenz genannt wird.

(Valenz = Wertigkeit ist die Zahl, die angibt, wieviel Atome Wasserstoff [oder gleichwertige Elemente] ein Atom eines Elementes zu ersetzen oder zu binden vermag.)

d) Farbmessung: Die Ermittlung der drei eine Farbvalenz kennzeichnenden Maßzahlen (Farbmaßzahlen) heißt Farbmessung. Daher sind die Farbvalenzen Gegenstand der Farbmessung (valenzmetrisch).

e) Körperfarbe: Die Farbe eines Nichtselbstleuchters, d. h. eines Körpers, der zur Sichtbarkeit eines beleuchtenden Lichtes bedarf, heißt Körperfarbe.

f) Farbart: Farbvalenzen, die sich nur durch ihre Leuchtdichte voneinander unterscheiden, besitzen die gleiche Farbart. Artgleiche Körperfarben bilden eine Schattenreihe.

g) Lichtart: Strahlungen (Lichtquellen) gleicher relativer spektraler Strahldichteverteilung (gleicher Strahlenfunktionen) wird die gleiche Lichtart zugeschrieben.

h) Farbtemperatur: Die Farbtemperatur T_f einer Lichtquelle (Lichtart) ist diejenige Temperatur des schwarzen Körpers, bei der dieser eine Strahlung der gleichen Farbart wie die betreffende Lichtquelle liefert.

i) Farbton: Die Eigenschaft, die eine bunte Farbe von einer unbunten unterscheidet, wird Farbton genannt.

k) Sättigung: Der Grad der Buntheit im Vergleich zum gleichhellen Unbunt (Grau) wird als Sättigung bezeichnet. Der Grad der Annäherung an Unbunt heißt Weißlichkeit. Farbton und Sättigung sind zwei häufig gemeinsam zur Beschreibung einer Farbart benutzte Merkmale.

l) Helligkeit: Die Stärke einer Lichtempfindung, wie sie mit jeder Farbempfindung stets unlösbar verbunden ist, wird mit dem allgemeinen Ausdruck Helligkeit bezeichnet.

m) Farbstimmung: Der Zustand des Auges, bei dem es sich an die im Gesichtsfeld vorherrschende Farbe angepaßt hat, heißt Farbstimmung. Der Wechsel der Farbstimmung wird Umstimmung benannt.

7. Korrosion

Korrosion ist die Zerstörung eines festen Körpers, die durch unbeabsichtigte chemische und elektrochemische Angriffe von der Oberfläche eines Werkstoffes ausgeht.

8. Werkstoffbegriffe bei Hölzern

a) Quer- oder Hirnschnitt ist der Schnitt durch das Holz, der senkrecht zur Längsachse (Stammrichtung) verläuft. Man erkennt die konzentrisch angeordneten Jahresringe und die radial verlaufenden Markstrahlen (Hirnholz).

b) Radial- oder Spiegelschnitt ist der Schnitt, der durch die Längsachse läuft und die Jahresringe als parallele Schichten erkennen läßt (Maserung) (Spiegelholz).

c) Tangential- oder Sehnenschnitt, der parallel zur Längsachse läuft (Langholz).

d) Spaltbarkeit und Spaltfestigkeit ist der Widerstand, den die Holzfasern in der Längsrichtung entgegensetzen. Die größere oder geringere Spaltbarkeit eines Holzes ist abhängig von dem Faserverlauf. Unregelmäßig angeordnete Holzfasern erschweren die Spaltung des Holzes.

e) Grün- oder Frischgewicht des Holzes ist das Gewicht des Holzes in frisch gefälltem Zustand bei einem Wassergehalt von 40–80%.

f) Lufttrockengewicht oder auch Endfeuchtigkeitsgewicht ist das Gewicht des Holzes bei etwa 10–12% Wassergehalt (Handelsübliches Gewicht für Holz).

g) Absolutes Trockengewicht oder Darrgewicht ist das Gewicht des Holzes bei 0% Feuchtigkeit.

h) Schwinden und Quellen des Holzes. Das Schwinden des Holzestritt oft bei fertigen Holzwerkstücken auf, bei deren Verarbeitung das Holz einen zu hohen Feuchtigkeitsgehalt hatte. Beim Nachtrocknen treten Raumverringerungen ein, die Spannungen im Holzgefüge ergeben, die zum Aufspalten in der Faserrichtung führen können.

Umgekehrt ergeben sich beim nachträglichen Quellen zu stark getrockneten Holzes Raumvergrößerungen, wodurch geformte Holzgegenstände auseinandergetrieben werden. Besonders Kunstglieder aus Holz mit ungenügendem Oberflächenschutz können Quellerscheinungen zeitigen.

i) Härte des Holzes ist der Widerstand, den ein Körper dem Eindringen eines anderen entgegensetzt.

k) Härtegrade der Hölzer:

1. Harthölzer: z. B.:
   - sehr hart = Pockholz, Buchsbaum;
   - hart = Akazie, Weiß- und Rotbuche, Eiche, Hickory, Esche, Nußbaum, Ahorn;
   - mittelhart = Teakholz, Kastanie, White wood.
2. Weichhölzer:
   - weich = Birke, Erle;
   - sehr weich = Pappel, Weide, Linde, Abachi.

III. Werkstoffe

1. Holz

Im Gegensatz zu dem toten Werkstoff der meisten Berufe ist das Holz ein organisches Gebilde; es ist dem lebenden Organismus des Baumes entnommen und bleibt mehr oder minder ein lebenerfülltes Zellgewebe. Mit dem Fällen des Baumes wird zwar der Lebensstrom unterbunden, aber bei jeder Gelegenheit versucht es erneut aufzuleben. Solche Lebensregungen zeigen sich in verschiedenen Arten. Das Holz nimmt Luft und Feuchtigkeit in sich auf und dabei dehnt es sich aus, quillt oder schrumpft und schwindet; es krümmt, wirft und verzieht sich. Holz ist und bleibt ein lebenerfüllter Werkstoff, der nur mit Vorsicht und Vorbedacht zu verwenden ist. In seiner Behandlung, Pflege und Verarbeitung setzt er tiefgrenzende Erfahrungen voraus, die nicht nur aus praktischer Erfahrung, sondern erst durch wissenschaftliche Erforschung seines Wesens zu gewinnen sind.

Der Krieg hat unsere Holzbestände stark gemindert und der Holzbedarf ist auf ein Mehrfaches gestiegen. Diese Tatsachen zwingen heute auch den kleinsten Betrieb dazu, sich mit diesem Werkstoff gründlich vertraut zu machen.

Das Holz ist aus Zellen aufgebaut, was bei einigen Holzarten mit dem bloßen Auge schon erkennbar ist. Die Zellen sind mikroskopisch kleine Gebilde, deren Größe nur Bruchteile eines Millimeters betragen und deren Formen und Gestaltung sehr mannigfaltig sind. Zelle schmiegt sich an Zelle, es bilden sich dabei Gewebe, Gefäße und Organe, die sich in gegenseitiger Abhängigkeit zu einer lebensvollen und wunderbaren Einheit zusammenschließen. Die sogenannten Fasern des Laubholzes bestehen aus langgestreckten, dickwandigen Zellen, die nur geringe Hohlräume aufweisen und dem Laubholz die Festigkeit verleihen. Mit zunehmendem Alter verholzen sie und führen statt des Wassers Luft in ihren Hohlräumen. Gefäße und Gefäßzellen sind die Leitungsröhren zur Leitung des Bodenwassers und der Nährsalze. Andere Zellen wieder bewirken den Aufbau des Pflanzenkörpers und enthalten viel Protoplasma und eine äußerst elastische Zellhaut. Ebenso seien die Nährzellen erwähnt, die in horizontaler Richtung die Jahresringe mit den zum Ausbau nötigen Stoffen versorgen.

Wasser ist ein Hauptbestandteil des Holzes, und die Versorgung des Baumes damit ist lebenswichtig. Sie geschieht durch die Wurzel, welche mit dem Wasser die in ihm enthaltenen Nährstoffe bzw. Nährsalze aufsaugt und bis in die höchsten Spitzen des Baumes weiterleitet. Als weiterer Bestandteil des Baumes ist der Kohlenstoff anzusehen. In der Luft ist hinreichend Kohlenstoff in gasförmigem Zustand enthalten. Die Pflanzenblätter nehmen Kohlensäure durch die Spaltöffnungen ihrer Unterseite auf und leiten sie durch eine schwammige Zellschicht in die Pallisadenschicht, die an der Oberfläche des Blattes liegt. Unter Einwirkung des Sonnenlichtes und der Blattgrünkörperchen verwandelt sich der Kohlenstoff durch Verbindung mit dem Wasser in ein Kohlehydrat. Dieser Vorgang ist auch für Mensch und Tier die Voraussetzung des Lebens.

Der Aufbau unserer Stammhölzer vollzieht sich so, daß von außen, also von Bast und Rinde her, sich jedes Jahr ein Ring um das Herz des Baumes legt. Dabei schmiegt sich der jüngere Ring um den älteren Ring. Im Hirnschnitt erkennen wir die Periodizität des Wachstums eines Baumes. In der Mitte des Schnittes ist das Herz oder Mark, es folgen dann Kern, Splint, Kambium, Rinde und Borke. Wie beim menschlichen Körper bringt auch beim Holz das zunehmende Alter eine Festigung der Zellen die notwendige Festigkeit und Widerstandskraft mit sich. Bis zur Reife des Holzes bedarf es also einer hinreichenden Entwicklungszeit.

Nadelhölzer wie Tanne, Kiefer und Lärche erreichen bei einem Alter von 70 bis 80 Jahren ihre Reife. Mit 110 bis 120 Jahren beginnt die Tanne zu überaltern während Kiefer und Lärche noch mit 150 Jahren in gesundem Wachstum verbleiben. Unsere einheimischen Laubhölzer Eiche, Buche, Pappel, Esche, Ahorn usw. sind langlebiger.

Auf dem Gebiete der Orthopädietechnik können nur Hölzer Verwendung finden, die an Gewicht leicht sind und sich gut bearbeiten lassen. Dies sind z. B.:

Lindenholz (0,51–0,53)*)

Es ist zäh und biegsam, aber nur wenig elastisch. Dabei besitzt es eine feine und dichte Textur, ist verhältnismäßig leicht und weich. Hinreichend getrocknet, steht es gut bei der Arbeit, läßt sich leicht schneiden und bearbeiten.

Pappel (0,40–0,47)*)

Wir unterscheiden dabei die Espe oder Zitterpappel, die Weiß- oder Silberpappel und die Schwarzpappel. Das Holz dieser Pappelarten ist zwar weich und schwammig, dabei aber zäh, fest und elastisch, reißt fast gar nicht und wirft sich wenig. Wegen seines geringen Gewichtes und seines weichen Gefüges hat es für unsere Holzprothesen den Vorrang.

Weidenholz (0,52–0,64)*)
ist weich und läßt sich gut bearbeiten, ist aber marktmäßig in unserem Fach zu wenig gefragt.

Von ausländischen Hölzern haben wir in Deutschland für unsere Zwecke verwendet

Whitewood (0,39–0,45)*),
eine dem Lindenholz ähnliche Holzart.

Abachi (0,38)*),
ein sehr leichtes Sumpfholz, bekannt als Nigeria-Abachi-Leichtholz, das sehr weich und druckempfindlich ist.

Da für verschiedene Prothesenteile auch Harthölzer Verwendung finden, seien nachstehend auch noch die verschiedenen einheimischen Hölzer aufgezeichnet.

Laubhölzer:

Eiche (0,65–0,69)*), das beste und beliebteste Holz, dauerhaft und fest, große Tragkraft und Elastizität, läßt sich leicht spalten.

Buche (Rotbuche 0,68–0,73; Weißbuche 0,72–0,83)*), ein Holz mit allerlei technischen Vorzügen, hart und fest, gegen Stoß und Druck; leicht spaltbar. Elastizität ist gering.

*) Raumeinheitsgewicht bei Lufttrockenheit (15 % Feuchtigkeit) g/cm³.

Esche (0,73)*) ein mittelschweres, ziemlich hartes, fein- und langfaseriges Holz, zäh, fest und biegsam, von anerkannter Elastizität und Tragkraft.

Ahorn (0,58–0,66)*) ist fest und ziemlich elastisch, hält sich im Freien nicht lange; schwindet, reißt leicht, neigt wegen seiner gekrümmten Faserung sehr zum Verziehen und Werfen. Die Oberfläche läßt sich leicht und fein bearbeiten und wird im Möbelbau, Auto- und Flugzeugbau und im Musikinstrumentenbau viel angewendet.

Erle (0,49–0,51)*) gehört zu den leichten Hölzern, ist grobfaserig, schwammig, spröde und brüchig, läßt sich leicht und gut bearbeiten und ist von kurzer Lebensdauer.

Birke (0,61–0,66)*) ein feingefügtes Holz, ist ziemlich zäh, biegsam, elastisch, weniger hart; ist sehr unruhig und schwindet stark.

Ulme oder Rüster steht an Dauer dem Eichenholz nicht nach, ist hart, schwer elastisch, zäh und läßt sich schwer spalten. Es ist schwer zu bearbeiten wegen der groben Faserung und neigt zum Reißen.

Roßkastanie (0,53–0,59)*) ein mittelschweres, feingefasertes, schwammiges Holz, weniger widerstandsfähig, läßt sich gut bearbeiten und spalten, wirft sich nicht und schwindet wenig.

Platane wächst zu großen, mächtigen Bäumen. Das Holz läßt sich schwer bearbeiten, reißt gern und ist von geringer Dauer.

Nußbaum (0,63–0,68)*) ist ein gesuchtes Edelholz, fein und gleichmäßig gefügt, reißt ungern, läßt sich gut bearbeiten. In Farbe und Textur ist es unstreitig das vornehmste, einheimische Holz. Massiv wurde es in früheren Jahren für die bekannten Hüfnerhände verwendet. Das italienische Nußbaumholz gilt als das beste. Sehr bekannt ist das kaukasische Nußbaumholz in der Möbelindustrie

Kirschbaum ist ein Holz von feiner Textur und wird im Möbelbau gern verarbeitet.

Apfelbaum hat ein festes Holz, das stark schwindet, sich leicht verzieht und wirft. Es neigt zu Rissen und ist ein ausgesprochenes Drechslerholz.

Birnbaum gewährt ein festes, zähes und dauerhaftes Holz, das sich nicht verzieht und nicht wirft. Wegen seiner gleichmäßigen Struktur ein ausgesprochenes Möbel-, Drechsler- und Bildhauerholz.

Zwetschgen-, Pflaumen- und Aprikosenbaum haben ein dichtes, hartes und schweres Holz. Wegen der großen Neigung zum Reißen finden sie nur in geringem Maße Verwendung.

Nadelhölzer:

Fichte oder Rottanne strohgelbes bis rötlichweißes Holz, geringes Gewicht, tragfähig und elastisch, ein vorzügliches Bau- und Möbelholz.

*) Raumeinheitsgewicht bei Lufttrockenheit (15% Feuchtigkeit) g/cm³.

Weiß- oder Edeltanne ein grobfaseriges, gelbweißes Holz, leichter als Fichtenholz, wird auch wie dieses verwendet. Es ist auch zugfester als Fichtenholz.

Kiefer (Föhre oder Forle genannt) liefert ein harzweiches Holz, ist grob- und langfaserig, fest, biegsam und dauerhaft. Für Erd- und Wasserbauten und als Grubenholz gut geeignet. Grundschwellen, Fensterrahmen werden daraus gefertigt, und es wird auch im Möbelbau bei Einrichtungen von Schiffsräumen und Fahrzeugen verarbeitet.

Lärche gilt von allen Nadelhölzern als härtestes Holz. Es ist hart, elastisch und zäh, wirft sich wenig und neigt nicht zum Reißen. Als Tischler- und Bauholz gut geeignet.

Eibe ist in unseren Wäldern fast verschwunden. Es ist das härteste und festeste der Nadelhölzer und gilt auch als ausgesuchtes Tischlerholz.

Für die Verarbeitung des Holzes ist es nötig, daß es trocken ist. Beim Trocknen des Holzes kommt es darauf an, ihm seinen Wassergehalt und die Nährstoffe zu entziehen, um es haltbar zu machen, und das muß sachgemäß vor sich gehen. Beim landläufigen Trocknen wird das aufgeschnittene Holz zunächst im Freien und so gestapelt, daß die Bretter bei Regengüssen durchnäßt werden können. Geschmolzene Schneemassen und Frühjahrsregen entführen dem Holz somit einen großen Teil seiner Nährstoffe. Die wärmeren Winde bringen das im Holz befindliche Wasser allmählich zur Verdunstung. Dann wird das Holz in einem Schuppen oder überdacht richtig gestapelt und weiter zurückgetrocknet. Nach einer solchen Vorbehandlung wird ein lufttrockenes Holz gewonnen. Ein solcher Trocknungsprozeß braucht 3—4 Jahre. Bei sachgemäßer Vorbereitung kann das Ausdämpfen des Holzes auch in Trockenanlagen erfolgen, um damit eine schnellere Verwendungsmöglichkeit zu erreichen.

Astreiches Holz ist immer von Nachteil. Es gibt der Arbeit ein schlechtes Aussehen. Gute Arbeiten werden daher astrein oder halbrein ausgeführt. Das Ausflicken der Aststellen und das Ausfüllen der Astlöcher nimmt viel Zeit in Anspruch und solches Holz kann nur Verwendung finden, wenn seine Oberfläche später durch einen Anstrich oder Bezug (Pergamentierung) gedeckt wird. Äste im Holz bieten auch technische Nachteile, denn sie vermindern die Tragfähigkeit und Festigkeit des Holzes und bewirken nicht selten ein Krümmen und Verziehen, wodurch ein Werkstück unbrauchbar wird.

Die Spaltbarkeit verleiht dem Holze besondere Verwendungsmöglichkeiten und Erleichterung in der Bearbeitung. Gradfaseriges Holz setzt der Spaltung weniger Widerstand entgegen als Holz mit verschlungener Faser.

Unter Biegsamkeit versteht man die Fähigkeit des Holzes, seine Form zu verändern, ohne daß der innere Zusammenhalt des Holzes verlorengeht. Die Fähigkeit, nach stattgehabter Formveränderung wieder in die ursprüngliche Lage zurückzukehren, bezeichnet man als Elastizität. Meistens vergrößert Feuchtigkeit die

Biegsamkeit, verringert aber dafür die Elastizität. Feucht erwärmtes oder gar gekochtes Holz läßt sich noch leichter biegen. Die wichtigste technische Eigenschaft des Holzes ist die Festigkeit. Darunter verstehen wir den Widerstand, den es einer Bearbeitung entgegensetzt. Man spricht deshalb von einer Zug-, Druck-, Biege-, Knick- und Schubfestigkeit des Holzes.

Im Verhältnis zu festen Werkstoffen, wie Eisen und Stein, ist das Holz ein unruhiger, ja lebhafter Werkstoff, der nicht nur großen Veränderungen unterworfen ist, sondern auch sonstige Formveränderungen zeigt. Man versteht darunter das Schwinden, Quellen, Krümmen, Werfen, Windschiefwerden und Reißen des Holzes. Durch die Verarbeitung hinreichend getrockneten Holzes kann man sich gegen manche nachteilige Veränderung des Holzes schützen. Als trocken eingekaufte Hölzer, die ohne Nachtrocknung verarbeitet werden sollen, bedürfen einer Prüfung ihres Trockenheitsgrades. Der Feuchtigkeitsgehalt von Weidenholz z. B. läßt sich wie folgt ermitteln:

Aus dem Holz schneidet man einen Würfel von 10 cm Kantenlänge. Er wiegt schätzungsweise 750 g, und daraus ergibt sich folgende Berechnung:

Grüngewicht von Weidenholz	510 g
Gewicht des Würfels	250 g
Wasserabgabe demnach	260 g = 51%

Der Gesamtwassergehalt betrug 60%, also verfügt das Holz noch über 9%, d. h. es ist lufttrocken.

Hölzer mit ganz geradem Faserverlauf bleiben beim Trocknen in ihrer Fläche eben. Schief verlaufende Holzfasern verdrehen oder verziehen das Holz in seiner Ebene. Die größte Neigung zum Verziehen haben solche Bretter, die von einem „Drehwuchs" stammen. Ein solcher gefährdet immer eine gute Arbeit.

Eine sorgfältige Auswahl und Prüfung des Holzes vor seiner Verarbeitung ist im Kunstgliederbau besonders notwendig.

Die Erkennung der verschiedenen Holzarten, sei es am fertigen Werkstück oder am Holzrohstoff, setzt eine genaue Kenntnis der durch den anatomischen Aufbau bedingten unveränderlichen charakteristischen Struktureigenart jeder Holzart voraus, die am Querschnitt oder Hirnschnitt, am Radial- oder Spiegelschnitt und endlich am Tangential-Sehnen- oder Bretterschnitt sichtbar wird. Die schon mit freiem Auge (makroskopisch) oder mit einer Lupe sichtbare Struktur bietet meistens genügend Anhaltspunkte, um die Holzart näher bestimmen zu können.

Das Bild eines Querschnittes hat bei der gewerblichen Erkennung von Holzarten praktisch nur wenig Wert, da das Holz meist nicht im Hirnschnitt, sondern in Form des Spiegel- oder Bretterschnittes verarbeitet ist. Daher ist für die praktische Erkennung der verarbeiteten Holzarten die Kenntnis des Aussehens der Hölzer in den beiden letzten Schnitten wichtig.

Der Spiegelschnitt liegt mehr oder weniger in der Ebene der Markstrahlen, diese werden stellenweise ihrer Länge nach durchschnitten und erscheinen in ihrer Höhe und Breite als breitere oder schmälere Querstreifen oder auch als unregelmäßig gestaltete Flächen und Bänder sog. Spiegel. Die Gefäße werden ihrer Länge nach aufgeschnitten und erscheinen als feine Kanäle und Rinnen von verschiedener Länge.

Der Tangential- oder Bretterschnitt zeigt die Gefäße wiederum als aufgeschnittene Kanäle von verschiedener Länge, Breite und Tiefe. Die Gefäßkanäle werden um so länger ausfallen, je mehr sich der Schnitt der wahren Tangente nähert. Die Jahresringe erscheinen als gewundene Bänder und tragen zur Erhöhung der Zeichnung des Holzes wesentlich bei.

Die Brauchbarkeit eines Nutzholzes läßt sich schon aus gewissen Merkmalen, wie Farbe, Aussehen und Beschaffenheit, erkennen. Rein äußerlich ist eine Prüfung möglich durch Geruch, Gehör und Nageldruckprobe. Der den verschiedenen Hölzern eigentümliche Geruch ist bei Anwesenheit holzzerstörender Fäulnisstoffe nicht mehr wahrnehmbar. Durch die Nageldruckprobe kann man morsche Stellen erkennen, ebenso auch durch Beklopfen, wobei man zugleich auf den Trocknungsgrad schließen kann. Gut ausgetrocknete Hölzer geben einen hellen „singenden" Klang, während nasse Hölzer sowie morsche Stellen des Stammes beim Anschlag dumpfe Töne erkennen lassen.

Zur näheren Beurteilung der Verwendungsfähigkeit eines Nutzholzes ist darüber hinaus die Feststellung der wichtigsten Eigenschaften, wie Raumeinheitsgewicht, Feuchtigkeitsgehalt, Schwind- und Quellvermögen, ferner Härte-, Zug-, Druck- und Biegefestigkeit zweckmäßig, zu deren zahlenmäßigen Ermittlung geeignete Verfahren ausgearbeitet sind.

Die schweren wirtschaftlichen Verhältnisse zwingen zu sparsamstem Holzverbrauch. Zur rationellen Arbeitsweise gehört die Anfertigung einer Werkzeichnung oder Schablone. Bei jedem Zuschnitt ist zu überlegen, wie sich das Holzstück vorteilhaft verwenden läßt, ohne daß ein großer Verschnitt entsteht.

Homogen-Holz

Unter der Bezeichnung Homogenholz wurde ein neuer Werkstoff bekannt, der aus einem Gefüge verfilzter, organischer Fasern mit einem eingelagerten harzartigen Bindemittel besteht und nichts anderes als gegossenes Holz darstellt. Im Gegensatz zum Naturholz hat er den Vorzug, daß er in allen Richtungen stets die gleichen Eigenschaften aufzuweisen hat, nicht durch Äste unterbrochen wird und auch von sonstigen Ungleichmäßigkeiten des Naturholzes frei ist. Hartplatten aus solchem gegossenen Holz eignen sich für Fußbodenbelag sowie für Möbeltischlereien. Für den Kunstgliederbau kommt er nur dort in Betracht, wo Hartholz vorgesehen ist. Der Rohstoff wird ausschließlich aus Abfällen, ja sogar aus Stroh und Gräsern gewonnen. (Dr. Oswald Wyß-Fachausschuß für Holzfragen VDI.)

2. Leder

Da das Rohmaterial des Inlandes in keiner Weise unseren Bedarf deckt, beziehen wir es von Ländern, die infolge ihrer großen Viehherden einen Überschuß an Rohhäuten und Fellen haben:

a) Rind- und Wildroßhäute aus Südamerika, Südafrika, Indien;
b) Ziegen- und Zickelfelle aus Ostindien, Orient, Nordafrika;
c) Schaffelle aus Mittelmeerländern, Indien und Australien.

Unter der Bezeichnung „Wildhäute" versteht man allgemein Häute aus Ländern, in denen die Stallhaltung nicht üblich ist, d. h. aus Ländern, in denen sich infolge der klimatischen Verhältnisse das Vieh durch das ganze Jahr im Freien aufhält. „Zahmhäute" dagegen sind Häute und Felle aus Ländern, in denen die Stallhaltung üblich ist; das ist in Europa sowie in USA der Fall.

Die Wildhaut hat meist unreine Narben durch Insektenstiche, Brennzeichen des Besitzers u. a. Durch den ständigen Aufenthalt der Tiere im Freien ist die Beschaffenheit (Struktur) der Haut gut. Der große Vorzug bei der Zahmhaut ist der reine Narben; eine Folge guter Ernährung, einwandfreier Pflege und sachgemäßes Schlachten des Tieres. Abgezogene Häute halten sich nicht lange; sie gehen in Fäulnis über. Ein Schutzmittel vor Zerstörung ist das Entwässern, das durch Salzen und Trocknen geschehen kann. Man unterscheidet dabei:

a) Trockene Häute,
b) Trocken gesalzene Häute,
c) Naß oder grün gesalzene Häute.

Das beste Konservierungsmittel ist das Salzen. Es entzieht der Haut das Wasser und schützt somit vor einer Fäulnisbildung.

Die hauptsächlichsten Lieferanten des Rohmaterials für die Ledergewinnung sind Büffel, Rind, Pferd, Esel, Maultier, Zebra, Schwein, Schaf, Ziege, Hund, Seehund, Hirsch, Gemse, Reh, Fuchs u. a. Gerbbar sind auch die Häute von Reptilien, wie Krokodile, Schlangen und Eidechsen, sowie auch von Fischen, wie Haifisch, Seelachs, Kabeljau u. a.

Für die Herstellung des Leders teilen sich die Arbeiten in der Gerberei in drei Arbeitsvorgänge:

I. Vorrichtung: Umarbeitung der tierischen Haut zur „Blöße" durch

a) Wässern in wassergefüllten Gruben. Durch öfteres Wechseln des Wassers und Bewegen der Häute werden sie von Schmutz und Konservierungsmitteln gereinigt und gesäubert.
b) Äschern oder Kalken. In Äschergruben wird mittels Kalkmilch die Oberhaut von der Lederhaut getrennt. Dauer 8–10 Tage. Bei einer Mischung mit Schwefelnatrium verkürzt sich die Äscherzeit auf 1–2 Tage.
c) Enthaaren und Entfleischen erfolgt entweder im Handbetrieb oder mit der Enthaarungs- und Entfleischungsmaschine. Haare und das lose Gewebe der

Unterhaut werden entfernt, die Ohren-, Maul- und Klauenteile werden abgeschnitten.

d) Narbenreinigen durch Entfernen aller Haar- und Oberhautreste mittels scharfen Streicheisen.

e) Entkalken: Jetzt werden die Häute von der noch in der Haut verbliebenen Kalkmilch befreit, weil sie einer einwandfreien Durchgerbung hinderlich ist.

f) Beizen: Neben dem Kotbeizen und der Kleienbeize sind heute die Kunstbeizen, z. B. Purgatol, Oropon, Esco usw. am gebräuchlichsten.

Eine so hergerichtete Haut nennt man „Blöße".

Sind die Häute für die vorgesehene Lederart zu stark, müssen sie gespalten werden. Der Narbenteil (Haarseite) soll gleichmäßig stark, der übrige Teil kann in seiner Stärke verschieden sein. Man kann noch ein- oder mehrmals spalten. Die Bandmesserspaltmaschine spaltet entweder im „Blößen"- oder angegerbten Zustand, selten aber die fertig gegerbte Haut oder das fertige Leder.

II. Gerbgang: Umwandlung der Blöße in Leder.

Jeweils für den Verwendungszweck benutzt man Leder von verschiedener Beschaffenheit und Aussehen. Jede Hautart läßt sich durch Gerbmaterialien aus

1. dem Tierreich = Sämischgerberei,
2. dem Pflanzenreich = Lohgerberei,
3. dem Mineralreich = Chromgerberei

in Leder verwandeln.

Unter „Gerben" versteht man die Verwandlung der Rohhaut in einen Zustand, daß sie im nassen Zustand nicht in Fäulnis übergeht bzw. im trockenen Zustand nicht brechen kann. Beim Gerbvorgang treten an Stelle des teilweise entfernten Interzellus (Zwischenzellstoff) die in die Rohhaut eingedrungenen Gerbstoffe und -mittel und umschließen die Fasern. Vor Beginn des Gerbprozesses und, um eine einwandfreie Gerbstoffaufnahme zu erreichen, wird die Blöße „geschwellt", d. h. man lockert die feste Faserung der Blöße durch

a) Quellung der Haut durch kaltes Wasser,
b) Verfallen der Haut durch warmes Wasser

und je nach dem späteren Verwendungszweck durch Säurezusatz oder mit Kochsalzlösung.

Bis hierher ist im allgemeinen die Behandlung aller Gerbarten gleich. Von der gewissenhaften Arbeit in der Wasserwerkstätte hängt viel ab, ob gutes oder minderwertiges Leder hergestellt wird.

1. Sämischgerberei

Durch die völlig weiche Beschaffenheit des Leders unterscheidet es sich von allen übrigen Lederarten. Als Gerbmittel verwendet man Fette, Öle und Tran, die oxydationsfähig sind, d. h. mit dem Sauerstoff in der Luft eine Verbindung eingehen. Das sind z. B. die Trane von Dorsch und Wal.

Zuerst wird vom Material der Narben abgestoßen. Dann werden die Blößen mit Tran bestrichen in der Hammerwalke mechanisch angegerbt. In einer Wärmekammer werden die Blößen dann haufenweise aufgeschichtet und es tritt eine Erwärmung ein, wodurch das Fett zu oxydieren beginnt. Nach der völligen Durchgerbung wird das überschüssige Fett ausgepreßt. Mit Pottasche und Soda werden die noch haftengebliebenen Fettreste, die sich nicht mit der Hautfaser verbunden haben, ausgewaschen. Das soweit fertige Leder wird an der Luft getrocknet und unter starkem Stollen (über eine Kante recken — Stollmaschine) zügig gemacht. Die gelbe Farbe ist natürlich; durch Bleichen kann sie entfernt werden. Das Leder nimmt leicht Wasser an, ohne darunter zu leiden. Im übrigen ist es wollig-weich.

2. Glacé-Gerbung

Vorzugsweise wählt man hierzu die Rohhäute der Kleintierfelle von Ziegen, Schafen, Hunden usw. Zur Gerbung verwendet man Eidotter, das durch den Fettgehalt wirkt und Mehl als Klebemittel. Dieses Gemisch nennt man „Nahrung" der Blöße. In unserem modernen Zeitalter der Chemie wird der Grundstoff „Eidotter" durch Fettemulsion ersetzt.

3. Weißgerbung

Das Gerbmittel für Weißgerbung (Alaungerbung) setzt sich aus $^2/_3$ Alaun und $^1/_3$ Kochsalz zusammen. Alaun allein hat keine Gerbwirkung und erst durch eine Verbindung mit Kochsalz wird die gerbende Wirkung erzielt. Durch diese Mischung spaltet Kochsalz das Alaun in schwefelsaures Kali und schwefelsaure Tonerde. Es können die Blößen mit einer Mischung eingerieben oder in eine flüssige Lösung eingehängt werden.

Weißgare Leder werden heute weniger verwendet und man nützt die Weißgerbung als Vorgerbung bei der Glacégerbung aus.

4. Lohgerbung

Bei diesem Gerbverfahren kommen die Blößen in Gruben (2—3 m Tiefe) in wechselnder Folge von Lohe, Blöße usw. Die Grube wird abgedeckt und mit Steinen beschwert und dann mit Wasser übergossen. Das Wasser entzieht allmählich der Lohe den Gerbstoff und dringt in die Blöße ein. Damit hat der Umwandlungsprozeß zu Leder begonnen. Die Lohe ist nach 6—8 Wochen erschöpft und wird gewechselt, bis die Blößen vollkommen durchgegerbt sind; erkenntlich an der gleichmäßigen Färbung des Schnittes. Dieses Gerbverfahren hat eine Dauer bis zu zwei Jahren und darüber hinaus.

5. Extrakt- oder Schnellgerbung

Diese Gerbart hat ungefähr 10 hintereinanderliegende Gruben nötig, den sogenannten Farbengang.

Die in der Wasserwerkstatt behandelten Blößen kommen erst in eine Grube mit schwacher Gerbbrühe. Bei einer starken Lösung würden sich die äußeren Lederschichten rasch mit Gerbstoff vollsaugen und ein weiteres Eindringen in das Innere der Blöße verhindern (Totgerbung). In den folgenden Gruben nimmt die Stärke der Gerbbrühe zu. Die völlige Durchgerbung erfolgt im rotierenden Gerbfaß.

Dieses Verfahren kürzt die Gerbdauer sehr ab. Nach etwa 8 Wochen bis 6 Monaten ist die vollständige Durchgerbung vollendet; entscheidend dabei ist die Stärke der Blöße. Fertig gegerbtes Leder darf keine hornartigen Streifen im Innern mehr aufweisen.

6. Gemischte Gerbung

Diese Gerbmethode setzt sich aus der Lohgerbung (4) als saure Gerbung und der Extraktgerbung (5) als süße Gerbung in folgender Weise zusammen:

a) Die Blößen werden mit Extrakten im Farbengang angegerbt;

b) es folgt ein sogenanntes Nachziehen in den Gruben nach der Methode der Grubengerbung;

c) abschließend wird nochmals im rotierenden Gerbfaß der entsprechende Gerbstoff „eingeschlagen“, der dann auch für die Farbe des Leders ausschlaggebend ist.

Diese Gerbart kann eine Gerbdauer bis zu 3 Monaten beanspruchen.

Gerbmittel und Gerbstoffe zu 4. bis 6.

Die Gerbbrühen werden aus Eichen- oder Fichtenrinden oder den Früchten ausländischer Baumarten bereitet. In einem besonderen Extraktionsverfahren werden sie durch Wasser ausgelaugt und ergeben eine Brühe verschiedenen Gerbgehaltes. Näheres hierzu ist aus der anschließenden Übersicht (Seite 29/30) über Gerbmittel und Gerbstoffe ersichtlich.

Lohgares Leder ist durch Wasser nicht zu entgerben; es verträgt auch nicht die Behandlung mit heißem Wasser und wird bei 80° C Wassertemperatur brüchig.

III. Zurichtung: Nachbearbeitung des Leders

Fertig gegerbtes Leder ist noch keine Handelsware; es ist hart und unansehnlich und muß noch „zugerichtet“ werden. Folgende Arbeitsgänge sind vorgesehen:

1. Abpressen: Dem garen Leder werden durch hydraulische Druckmaschinen und rotierende Abwalkpressen die Feuchtigkeit, d. h. ungebundener Gerbstoff und Wasser entzogen.

2. Plattieren; Ausstoßen: Das Leder wird mit der Ausstoßmaschine, Stoßeisen oder Stoßstein geebnet.

3. Fetten: Im maschinell betriebenen Schmierfaß und im Handbetrieb auf der Tafel geschieht das Fetten, das dem Leder die natürliche Beschaffenheit wiedergibt. Die kalte Schmierung mit Degras, Moellonfett, Paraffin und Rindertalg ist vorzuziehen. Dem späteren Verwendungszweck entsprechend wird mehr oder weniger gefettet, z. B. werden Ober- und Riemenleder durchgefettet oder gar nicht.

4. Trocknen: Vachetten aller Art werden auf Rahmen gespannt. Schwere Leder werden an Stangen aufgehängt und luftgetrocknet. Der durchschnittliche normale Feuchtigkeitsgehalt lufttrockenen Leders schwankt zwischen 18–20%.
5. Walzen: Mit der Karrenwalzmaschine wird das Leder gedichtet, d. h. eine Stahlwalze mit einem Druck von etwa 30000 kg läuft bahnenweise über das Leder, welches dann auf der Aasseite (Fleischseite) mit einer Aasschmiere appretiert.
6. Falzen und Blanchieren: Mit der Falzmaschine erhält das Leder seine gleichmäßige Stärke; auch die Aasseite soll glatt werden. Durch die Blanchiermaschine erreichen wir das verfeinerte Falzen.
7. Dollieren: Die Dolliermaschine, die mit Schmirgelwalzen versehen ist, entfernt von der Aasseite eventuelle rauhe Stellen der Haut oder Lederknötchen.
8. Krispeln, Stollen, Tellern: Das durch die vorangegangenen Arbeitsgänge wieder mehr oder weniger steif gewordene Leder wird wieder geschmeidig gemacht und über die Kante gereckt (Maschine oder von Hand).
9. Narbenschleifen: Dem Leder wird mittels Schleiftrommeln der Narben abgebufft. Dadurch wird die Wildlederimitation erreicht.
10. Glanzstoßen: Die Narbenseite wird mit einer schwachen Wachslösung überzogen und auf der Glanzstoßmaschine auf Hochglanz gebracht.
11. Chagrinieren: Mittels Narbenpreßmaschine oder Chagrinierrollen wird auf der Narbenseite ein künstlicher Narben aufgedrückt (Spaltleder, Kofferledervachetten). Satinieren bzw. Bügeln tritt bei anderen Lederarten an Stelle des Chagrinierens. Durch Bügelmaschinen werden eine vollkommene Glättung und Verfeinerung der Narbenseite erreicht.
12. Lackieren: Alle chromgaren Leder werden auf der vorher abgebufften Narbenseite lackiert. Lohgares Rind- und Kalbleder wird meistens auf der Fleischseite lackiert. Hierzu wird das Leder auf einen Rahmen gespannt und die Grundierfarbe aufgetragen. Nach dem Trocknen wird es geschliffen (abgebimst) und ausgespachtelt, anschließend nochmals geschliffen, und dann erfolgt ein Schwarzstrich. Nach dem Trocknen wird es wieder geschliffen. In einem staubfreien Raume geschieht dann das eigentliche Lackieren mit schnelltrocknenden Zelluloselacken.

   Das Trocknen der Lackleder zwischen den Farbanstrichen erfolgt im Trockenofen bei einer Temperatur von 50–60° C.
13. Färben: Die zu verwendenden Farben müssen mit den Gerbstoffen bzw. Gerbmitteln verwandt sein. Man verwendet:
   a) die natürliche Lederfarbe, bedingt durch den jeweils verwendeten Gerbstoff;
   b) Farbhölzer in Verbindung mit Mineralien (Blau-, Rot- oder Gelbholz in Verbindung mit Eisen-, Kupfer-, Zinn- und Alaunsalzen);
   c) künstliche Farbstoffe (Anilinfarbstoffe aus Steinkohlenteer).

Man unterscheidet: Handfärbung, mit der Hand von oben, und Maschinenfärbung nur, wenn durchgefärbt werden kann. Ein anderes Verfahren ist das Spritzverfahren: das Aufspritzen der Farbe mit Spritzpistole.

Wenn das Leder gefärbt werden soll, muß es eine entsprechende Vorbehandlung erfahren. Da die meisten Leder mehr oder weniger stark gefettet sind, müssen sie entfettet werden. Lösungsmittel hierzu sind: Benzin, Benzol, Tetrachlorkohlenstoff oder Beberitzensaft.

Beim Färben auf der Farbtafel benutzt man Schwämme, mit denen die Farbe rotierend aufgetragen wird. Nach dem Trocknen wird eine schwache Wachslösung aufgetragen und mit einem weichen Lappen bzw. Bürste nachpoliert.

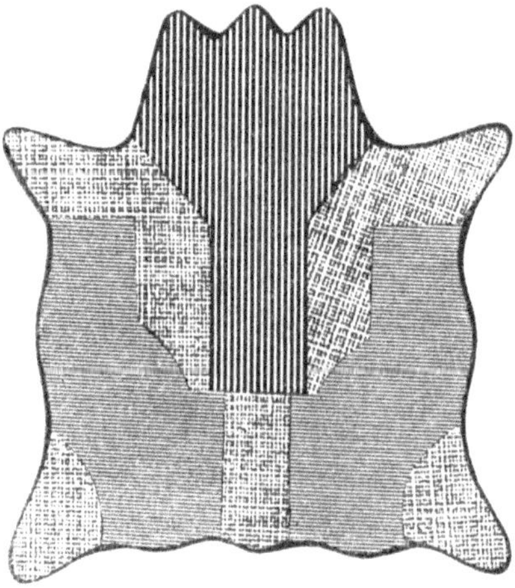

Abb. 1. Schematische Darstellung der Richtung des bevorzugten Faserverlaufs in der Hautfläche

Das Färben mit Deckfarbe geschieht mit dem Pinsel oder der Spritzpistole.

Zum Färben mit Pottasche wird diese in heißem Wasser aufgelöst und der Narben wie gewöhnlich vorbehandelt. Nach dem Erkalten wird der Farbton ausprobiert und entsprechend verdünnt oder verstärkt. Das Leder muß nachher mit klarem Wasser gut abgespült werden. Zum Färben von Chromleder verwendet man Schwefelstoff-Farben. Das Leder wird mit einer verdünnten Milchsäurelösung (1:100) abgewaschen. Der Vorstrich erfolgt mit Gerbstoffbeize oder einer Sumachlösung. Türkischrot-Ölfarben (bestehend aus Rizinusöl und konzentrierter Schwefelsäure) können ebenfalls verwendet werden. Hierauf erfolgt der Auftrag der Schwefelstofffarben.

Das Bleichen des Leders erfolgt unter Verwendung von Chlorkalk, auch Ozon oder Wasserstoffsuperoxyd. Man nimmt eines dieser Mittel, dazu ein

Teil kaltes Wasser, und gibt soviel Salmiakgeist zu, bis die Lösung stark danach riecht. Mit einem Wattebausch wird die zu bleichende Stelle abgetupft und der Vorgang mehrmals wiederholt.

IV. Lederprüfung

1. Stellung der Haut im allgemeinen ist als gut anzusehen, wenn Stärke und Festigkeit nach den Seiten allmählich abnehmen, d. h. wenn der Kern weit an den Rand reicht. Der Kopf soll nicht dicker sein als der Kern, der Hals nicht schwächer, der Bauch nicht loser und schwammig. Die Haut der männlichen Tiere ist größer, schwerer und gleichmäßiger als die der weiblichen Tiere.

2. Prüfung der Haut auf Stellung:

Stier (nicht geschlechtsreifes Tier): Haut ist kurz und gedrungen, aber gut gestellt, jedoch fehlt der richtige Kern.

Bulle: Haut ist schlecht gestellt, dicker Kopf, dünner Rücken, Bauch ist dick und filzig, Fasergewebe ist lose.

Ochse: Kennzeichen sind abgeschnittene Saugwarzen, verheilter Schnitt am Geschlechtsteil. Haut ist gleichmäßig gestellt, Struktur fest, Kopf weniger stark.

Kalbine (Tier, das noch nicht gekalbt hat): Gute Stellung, großer Kern, Kopf und Brust fest. Steht an erster Stelle!

Rind (Tier, das höchstens dreimal gekalbt hat): Stellung und Merkmale wie bei Ochsenhaut.

Kuh (Tier, das oft gekalbt hat): Dünner Kopf und Hals, dünner loser Bauch, wenig Kern, Bauchkante stark nach außen gerundet.

Ziege: Fell ist schlank, dunkler Rückenstreifen, Adern im Leder und Aas (landkartenähnliches Aussehen).

Schaf und Bastard: Felle haben kurzen, plumpen Hals, im Genick dunkler, aber kein Streifen, Adern im Fleisch, Schaf ist im Leder weicher als Ziege.

Wildhäute im Lederzustand zeigen viel Unreinheiten auf der Narbenseite, Brandzeichen des Besitzers, Engerlingslöcher, Horn- und Dornverletzungen u. a. Zahmhäute sind frei von diesen Mängeln.

Narben- und Aasseite sollen reinfarben und fleckenlos sein, außer bei Riemenleder. Leichte Leder sollen einheitlichen Farbton haben. Aasseite darf nicht faserig sein, ebenfalls verlangt man Schnittfreiheit des Leders. Appretur darf nicht zu dick aufgetragen sein.

Biegefestigkeit: Der Narben mittlerer und leichter Leder darf bei mäßiger Biegung nicht platzen, beim Nachlassen des Biegens nicht wellig werden. Bei schwerem Leder wird der Narben in der Regel auch dann platzen, wenn das Leder vollkommen mängelfrei ist. Allerdings dürfen die darunterliegenden Fasern nicht gebrochen sein.

Geschmeidigkeit, Festigkeit und Elastizität stellt man durch den Griff der Hand fest. Bei farbigem Leder verlangt man Gleichmäßigkeit des Farbtones und Lichtbeständigkeit.

Durchgerbung: Der Querschnitt soll an den Kernstellen glänzend und in der Farbe gleichmäßig sein. Helle Streifen (Speckstreifen) zeigen eine ungenügende Durchgerbung an. Zur Prüfung legt man dünne Lederstreifen in 20–30%ige Essigsäure. Nicht durchgegerbte Stellen quellen dabei auf und sind durchscheinend wie Pergament. Walkleder ist auch ein nicht durchgegerbtes Leder, das eigens für den Verwendungszweck entsprechend gegerbt wird. Siehe Walkleder.

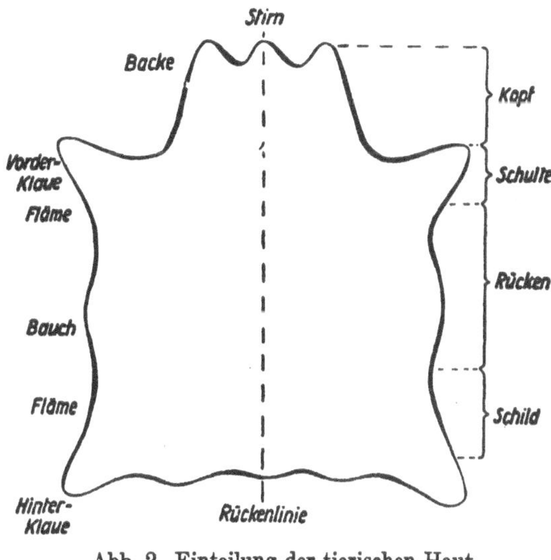

Abb. 2. Einteilung der tierischen Haut

Der durchschnittliche normale Wassergehalt des Leders schwankt zwischen 16 bis 18%. Im Laufe bestimmter Zeitspannen kann man durch Wiegen den genauen Gewichtsverlust feststellen. 2–3% gelten als normal.

Als hauptsächlichste lohgare Rindledersorten werden im Orthopädiehandwerk verwendet:

Gerbdauer:

1. Blankleder, milde Gerbart
   $1^1/_2$–4 mm stark, Häute gefettet . . . . etwa 4 Monate
2. Fahlleder, milde Gerbart
   $1^1/_2$–$2^1/_2$ mm stark, gefettet . . . . etwa 3 Monate

3. Vachetten, milde Gerbart
   $^3/_4-2^1/_2$ mm stark . . . . etwa 2 Monate
4. Walkleder, harte Gerbart, leicht abgeölt
   $1^1/_2-4$ mm stark . . . . etwa 2 Monate

Das Walkleder wird nicht ganz durchgegerbt und behält in der Mitte der Hautschicht einen Rohhautstreifen (Spieß), der beim Walken der ausgeschnittenen Lederteile auftrocknet und dem Ausschnitt die Festigkeit der gewalkten Form gibt. Es wird in zwei Typen hergestellt:

a) fast durchgegerbt in milderem Ausfall, das sich besonders für Stützapparate eignet,
b) weniger durchgegerbt in hartem Ausfall, also mit kräftigem Spieß für Prothesen.

Zu beachten ist, daß die harte Ausführung auf dem Gipsmodell langsam lufttrocknen muß. Bei vorzeitig vom Gips gelösten Lederteilen besteht die Gefahr, daß sie sich krümmen und die Form verlieren. Wenn eine fertig gewalkte Hülse aus Walkleder manchmal stellenweise weich geblieben ist, so rührt dies daher, daß beim Ausschnitt aus der Haut die Weichteile (Flämen) an den Vorder- und Hinterklauen nicht beachtet wurden. Diese Stellen, die schwächsten der tierischen Haut, sind meist durchgegerbt und eignen sich nicht für die Walkhülsen und Schäfte.

5. Unterleder, auch Sohlen- oder Vacheleder genannt, $1^1/_2-6$ mm stark, ungefettet, 6–12 Monate Gerbzeit.
6. Transparentleder, verarbeitete Blöße, mit Glyzerin getränkt, wird in Voll- und Spaltleder hergestellt. In kaltem Wasser wird es lose und schwammig, in kochendem Wasser verwandelt es sich in Leim. – Transparentleder finden bei Bein- und Armprothesen aus Holz Verwendung (Pergamentierung).
7. Riemenleder. Als Riemenleder wird Blankleder, Chrom- und Fahlleder verarbeitet. Blankleder ergibt einen harten Riemen, weshalb man es den anderen Ledern gern vorzieht. Für Prothesenriemen sollen möglichst alaun- oder chromgegerbte Leder angewendet werden. Riemen sind aus dem Kern zu schneiden; solche aus dem Halsteil oder den Seitenteilen (Flämen) dehnen sich zu stark. Kleine, schmale Riemchen aus dem Halskernstück müssen wegen der Mastriefen, die in jedem Hals sind, nicht der Hautlänge nach, sondern quer geschnitten werden. Die Seiten vom Hals und das Stück dem Kopfe zu sind auch für kleine Riemchen ungeeignet; sie werden zu Laschen verarbeitet.
8. Einlagenleder. Blankledereseiten, in Stärken von $^3/_4-2^1/_2$ mm, werden insbesondere für Einlagen verwendet, wobei die stärkeren Leder für Sohlen und die schwächeren für das Oberteil der Einlagentaschen verarbeitet werden. Für die Taschenunterteile braucht man Chromspaltleder.

9. Fütterungsleder. Zur Fütterung bzw. Garnierung von orthopädischen Hilfsmitteln eignen sich besonders die Sämischleder, Chromleder und Fahlleder, und zwar wird für Beinprothesen und Beinapparate Sämisch-Wildleder (Elch-, Hirsch- oder Rehleder) oder Sämisch-Ziegenbockleder vorgeschrieben, während für Kunstarme und Armapparate sämisch gegerbte Ziegen- und Schafleder verwendet werden. Das kräftigste Sämischleder ist das Elchleder, das sich besonders für starke Fütterungen und Stumpfstrümpfe eignet. Es ist fast engerlingfrei, aber mehr oder weniger schnittig. Hirsch- und Rehleder sind selten engerlingfrei. Verwachsene Engerlinge haben keinen nachteiligen Einfluß auf die Haltbarkeit dieser Leder. Gelbsämische Narbenschafleder und Schlichter werden wegen ihrer großen Zügigkeit gern bevorzugt.

10. Bandagen- und Bezugsleder. Für Bandagenarbeiten wird das lohgare Kalbleder in den Stärken 1—2 mm gebraucht und ergeben u. a. die Knopfriemen für Bruchbänder. Als edelstes Bandagenleder ist das glatte Zylinder-Kalbleder anzusprechen, das 0,8—1,0 mm stark ist. Die Bezeichnung ist fachfremd und wird damit erklärt, daß dieses Leder für Zylinder der Spinnereimaschinen hergestellt wird. Als Bandagenleder sind auch lohgare und Chromschafleder, Lamm- und Zickelglacéleder anzusehen.

Als Bezugsleder und für Garnierungszwecke sind auch die zügigen Chrom-Vachetten, -hälse und -seiten in den Stärken 0,8 mm geeignet. Die $1^1/_2$ bis 2 mm starken Chromhälse nimmt man für Gummifußsohlen.

Alle Ledersorten werden als

ganze Häute,
halbe Häute,
Hechte (ganze Haut ohne Bauchseiten),
Croupons (ganze Haut ohne Hals und ohne Bauchseiten),
Hälse,
Bäuche (Bauchseiten)

in den Handel gebracht.

(Siehe nächste Seite Abb. 3 und 4.)

In der Regel wird das Leder nach dem Flächenmaß berechnet.

Dabei unterscheidet man

a) das Maschinenmaß (beim Messen mit der Maschine zeigt der Zeiger des Zifferblattes das effektive Maß an);

b) das Nabelmaß ergibt sich aus der Länge der Haut (Mittellinie) und der Breite in Nabelgegend.

Neben der Berechnung nach Quadratmeter (qm) werden die Leder häufig auch nach Quadratfuß (qfs) berechnet und maßgebend ist dabei das amerikanisch-englische Quadratfußmaß. Die Teilung des qfs-Maßes erfolgt in Vierteln, nicht in Zehnteln.

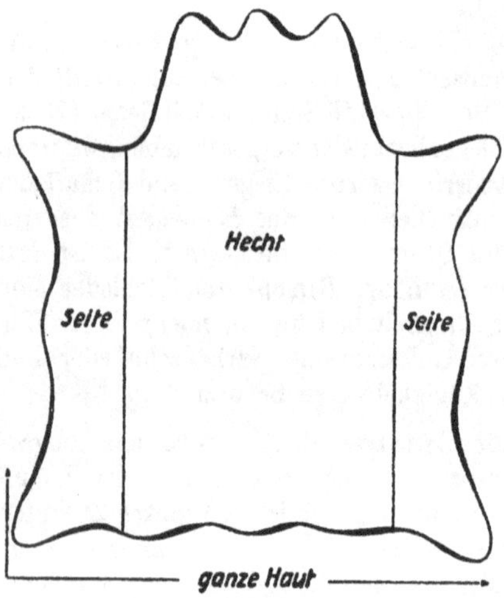

Abb. 3

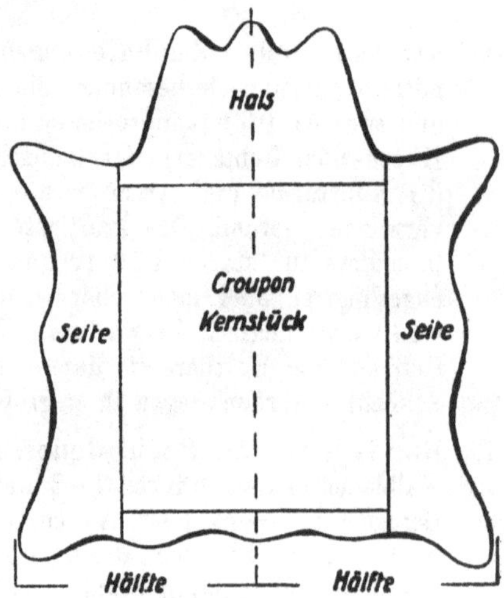

Abb. 4

Handelsübliche Aufteilung der tierischen Haut

Maße: 1 Yard = 3 Fuß = 12 Zoll = 91,44 cm
12 Yard entsprechen 11 Meter,
1 englischer Fuß = 0,30479 Meter = 30,5 cm
1 englischer Zoll = 25,4 mm
1 englischer Quadratfuß = 928,969 qcm = 929 qcm
1 Quadratmeter (m^2) = 10,7642 engl. qfs = 10,75 qfs.

Sonstige Maße sind:
1 preußischer Fuß = 0,314 m
1 englischer Quadratfuß = 0,0929 qm-m^2
1 rheinischer Quadratfuß = 0,0985 qm-m^2
1 württembergischer Quadratfuß = 0,0821 qm-m^2
1 österreichischer Quadratfuß = 0,0999 qm-m^2

Abkürzungen: Quadratfuß = F
engl. Quadratfuß = Fe
$3^1 = 3^1/_4$ fs
$3^2 = 3^1/_2$ fs
$3^3 = 3^3/_4$ fs

Gewichte.

Schwere Leder werden nach Gewicht gehandelt. Hierfür ist das spezifische Gewicht maßgebend. Man ermittelt es, indem man das tatsächliche durch den betreffenden Rauminhalt (Leder) teilt. Formel: Länge mal Breite mal Stärke, geteilt durch das entsprechende Gewicht

$$\frac{L \times B \times St}{G}$$

Das spezifische Gewicht von ungefettetem, lohgarem Leder beträgt 0,8 bis 1,0. Bei gefettetem lohgarem Leder soll das spezifische Gewicht nicht mehr über 1,0 betragen. Chromgares Leder ungefettet = 0,7; gefettet nicht über 0,8.

V. Allgemeine Übersicht über Gerbmittel und Gerbstoffe

Name	Gerbstoffgehalt	Herkunft	Aussehen	Verwendungszweck
1. Pflanzliche und vegetabilische Gerbmittel:				
Bambola	25–30%	Ostindien	Schotenfrucht einer Akazie	wird dort selbst zur Gerbung von Kipsen verwendet
Dividi	30–50%	Westindien, Mittelamerika	eine S-förmige Schotenfrucht	gerbt weich und dunkelrot, billiges Gerbmittel
Myrobalane	30–50%	Asien	pflaumenähnliche Frucht	Frucht gerbt weich und gibt dem Leder ein grünliches Aussehen. Ist zur Sohlengerbung geeignet
Algarobilla	30–50%	Chile und Ostindien	Schotenfrucht	geeignet für Kombinationsgerbung m. Chrom, ergibt hellrotes Leder
Valonea Trillo Becher Eichel	 45% 25% 15%	Ungarn	eine immergrüne Eichenart	es wird der ganze Fruchtbecher oder Trillo, sowie Becher und Eichel getrennt verwendet. Es ist eines der besten und teuersten Gerbmittel. Er gibt fettes Leder mit weißl. Belag (Blume). Schnitt dunkel
Neb-Neb	20–30%	Afrika	Schotenfrucht, ähnlich Bambola	siehe Bambola
Sumach (echt)	15%	Mittelmeerländer (Sizilien)	Blätter des Essigbaumes. Stammt von den Zweigen des Gerbsumach. Kommt im Handel in Pulverform vor	ergibt das hellste und lichtechteste Ober- und Feinleder
Sumach (unecht)	10–15%	Ungarn und Oberitalien	Kommt von dem wildwachsenden Perückenbaum	
Gambyr	30–50%	Hinterindien	Gerbstoff aus Blättern des Gambrystrauches	eignet sich besonders als Zusatz zu anderen Gerbmitteln

Name	Gerbstoffgehalt	Herkunft	Aussehen	Verwendungszweck
Knoppern	24–35%	Ungarn	Eichelbecher, die durch den Stich einer Gallwespe unförmig wuchern	eignet sich zur Beimischung bei d. Grubengerbung. Gibt helles, weiches Leder
Galläpfel	30%	Kleinasien, Ungarn	Erzeugung der Gallen durch den Stich einer Gallwespe auf den Eichelblättern	wie vor, ergibt lichthelles, weiches, hellfarbenes Leder
Aleppogalle	50–70%	China	sind weiche, hökkerige Auswüchse durch eine Blattlaus auf den Sumachsträuchern hervorgerufen	wie vor, ergibt helles, loses Leder
Quebracho	20%	Südamerika (Brasilien, Bolivien, Paraguay)	dieses schwere Holz wird in Extraktform eingeführt	ist ein wichtiges Gerbmittel, das rötlich gerbt
Conaigre	30%	Mexiko	knollige Wurzeln des Gerbampfers	gerbt sehr schnell und färbt orangegelb
Weidenrinde	8–13%	Rußland		gerbt hell und weich (Juchtenleder)
Birkenrinde	8–15%	Rußland		ergibt geschmeidiges Leder
Fichte	8–20%	Deutschland	Rinde von 40–80jährigen Stämmen	wird häufig mit Eichenrinde gemischt und bei Unterleder verwendet. Gibt dem Leder eine gelblich-braune Farbe
Eiche	12–20%	Deutschland (Taunus, Schwarzwald, Eifel, Odenwald)	Rinde von 10–20jährigen Eichen	Gerbmittel für Unter- und Oberleder
Katechu oder Cochou	35–45%	Ostindien	Einfuhr als eingedickter, rotbrauner Baumsaft aus dem Kernholz einer Akazie	geeigneter Zusatz zu anderen Gerbmitteln. Gerbt schnell und färbt dunkel
Kino	30–50%	Vorderindien	Einfuhr als eingedickter Rindensaft	wie vor
Gambyr, auch weißer Katechu genannt	30–50%	Hinterindien	Extrakt aus Blättern und jungen Zweigen	geeignet als Zusatz zu anderen Gerbmitteln

2. Mineralische Gerbstoffe

Alaun, natürlich	Wird aus Alaunstein und Alaunschiefern gewonnen.
Alaun, künstlich	Wird aus Tonerde-Sulfat hergestellt (Abfallprodukt bei der Aluminiumgewinnung).
Chrom	Entdeckt durch den französischen Chemiker Vanquelin im Jahre 1887. Chrom ist ein weißes Metall, das aus Chromeisenstein und Roteisenerz gewonnen wird. Durch eine Verbindung zwischen dem Metall und Sauerstoff entsteht das Chromoxyd — ein Salz, das die Gerbsubstanz darstellt.
3. Tierische Gerbstoffe	Der vom Dorsch, Wal, Robbe und Delphin gewonnene Tran hat eine gerbende Wirkung. Er geht mit dem Sauerstoff der Luft eine Verbindung ein. Dadurch entsteht Oxyd-Fettsäure, die gerbend wirkt. Talg, Butter und Klauenöl gerben nicht und haben nur als Schmiermittel Bedeutung.
4. Synthetische Gerbstoffe	Sie werden meist aus Phenol hergestellt. Die bekanntesten sind die der I.G.-Farbenindustrie.

3. Metalle

a) Stahl

Nach den DIN-Normen heißt jede Eisenverbindung „Stahl", die auf flüssigem oder teigigem Wege erzeugt wurde und ohne Nachbehandlung schmiedbar ist. Früher unterschied man den Werkstoff in Eisen und Stahl. Man nannte den nicht härtbaren Werkstoff „Eisen" und den härtbaren „Stahl". Diese alte Unterscheidung wird zuweilen heute noch in der Werkstatt gebraucht, ist aber nach den DIN-Normen unzulässig.

Der Stahl ist immer eine Legierung des Grundstoffes Eisen mit anderen Metallen oder Nichtmetallen, die teils absichtlich bei der Herstellung zugeführt werden, teils unabsichtlich beim Hüttenprozeß hineingelangen.

Der Grundstoff Eisen wird aus Eisenerzen gewonnen. Solche sind:

a) Magneteisenstein: bis 70% Eisengehalt, Farbe grau bis schwarz; in Schweden, Ural, Nordamerika, Nordafrika
b) Roteisenstein: 40—60% Eisengehalt, Farbe braunrot bis rot; im Dill- und Lahngebiet, Nordamerika, Nordafrika, Spanien
c) Brauneisenstein: bis 50% Eisengehalt, Farbe gelb bis braun,; Lothringen, Luxemburg, Salzgittergebiet, Spanien, Nordafrika
d) Spateisenstein: bis 50% Eisengehalt, Farbe gelblich; Siegerland, Westerwald, Steiermark, England

Das Eisen ist im Eisenerz meistens mit Sauerstoff und Schwefel chemisch verbunden.

Zur Verhüttung im Hochofen werden die Erze aufbereitet, d. h. grob sortiert, zerkleinert, gewaschen und geröstet. Die Füllung des Hochofens erfolgt abwechselnd in Schichten von Eisenerz, Koks und Zuschlägen wie Kalk, die die Schlackebildung fördern. Durch Einblasen von Heißwind (600—900° C) wird die Schmelztemperatur von 1600° erreicht.

Die Erzeugnisse des Hochofens sind: Roheisen, Schlacke und Giftgas.

Das Roheisen unterteilen wir in

a) graues Roheisen (siliziumreich), aus dem Gußeisen gewonnen wird;

b) weißes Roheisen (manganreich), das zu Stahl verarbeitet wird.

Die wichtigsten Bestandteile des Roheisens sind

Kohlenstoff (C)
Silizium (Si)
Mangan (Mn)
Phosphor (P)
Schwefel (S)

Es ist spröde, brüchig und nicht schmiedbar. Soweit könnte man den Werkstoff „Eisen" nennen, welches nun zur eigentlichen Stahlerzeugung einer Nachbehandlung unterworfen wird, um die Eigenschaften zu erhalten, die für den Verwendungszweck erforderlich sind. In flüssigem Zustand gewonnener Stahl heißt „Flußstahl", im Gegensatz zu dem im teigigen Zustand gewonnenen „Schweißstahl". Unter den Stahlherstellungsverfahren unterscheiden wir:

1. Bessemer- und Thomas-Verfahren. Bessemer- und Thomas-Birne. In einem 4—5 m hohen, kippbarem Gefäß (Bessemer- oder Thomas-Birne) aus Eisen, mit basischem Futter (Dolomit) wird durch Durchblasen von Luft der Gehalt des flüssigen weißen Roheisens an Schwefel-, Mangan-, Kohlenstoff- und Siliziumbeimengungen herabgesetzt bis zur Entstehung von reinem Stahl.
2. Siemens-Martin-Verfahren. Im Siemens-Martin-Ofen — ein flacher Herdofen mit Gas-Regenerationsfeuerung bis 2000° C Temperatur, werden Roheisen und Schrott eingeschmolzen und durch langsame Verbrennung der Nebenbestandteile (Si, Mn, C, P, S) unter Zuschlag von Kalk und unter Einblasen von Luft umgewandelt.
3. Elektrostahlverfahren. Durch Umschmelzen im Elektro- oder Tiegelofen werden besondere Stähle erzeugt, und zwar werden dabei die im Siemens-Martin-Ofen vorgefrischten Eisen und Schrott verarbeitet (Elektro-Lichtbogenofen nach Herould 1893—1914).
4. Puddelverfahren. In Puddelöfen wird Roheisen von sauerstoffreichen Schlacken bis zur Oxydation der schädlichen Bestandteile von Hand mit langen Stangen verrührt (verpuddelt). Dieses Verfahren ist die am wenigsten angewendete Methode.

5. Tiegelverfahren. Im Tiegel wird Flußstahl mit und ohne Zusatzteile umgeschmolzen. Durch Abgabe von Unreinigkeiten an den Tiegel entstehen Edelstähle von großer Güte. Immerhin ist dieses Verfahren mengenmäßig unbedeutend.

Nach seiner Zusammensetzung unterscheidet man

a) Kohlenstoffstahl (unlegiert)

b) legierter Stahl (Edelstahl)

Der handelsübliche Maschinenstahl hat ungefähr folgende Zusammensetzung

0,25% C Kohlenstoff
0,20% Si Silizium
0,50% Mn Mangan
0,02% P Phosphor
0,02% S Schwefel
99,01% Fe Grundstoff Eisen

Wenn man besonders hervorheben will, daß es sich um einen gewöhnlichen Stahl handelt, der keine anderen als die eben genannten Bestandteile enthält, so bezeichnet man ihn als Kohlenstoffstahl oder unlegierten Stahl.

Durch Zusatz von anderen Stoffen wie Nickel, Chrom, Wolfram, Molybdän, Vanadium werden die Eigenschaften des Stahles verbessert und zum Teil ganz neue Eigenschaften hervorgerufen. Solche Stahlsorten nennt man Edelstähle oder auch legierte Stähle.

Die wichtigsten Eigenschaften des Stahles wie Härte, Festigkeit, Härtbarkeit hängen vom Kohlenstoffgehalt ab. Mit steigendem Gehalt an Kohlenstoff (bis 1%) nehmen die Dehnung und Zähigkeit ab. Der Zusatz von:

Chrom und Wolfram erhöhen Festigkeit und Härte;
Vanadium und Molybdän wirken wie Chrom und Wolfram;
Nickel erhöht die Rostbeständigkeit und Härte;
Mangan verbessert die Verschleißfestigkeit.

Die Kohlenstoffstähle unterteilt man nach ihrem Verwendungszweck wie

1. Baustähle:
   - allgemeine . . . . 0,10–0,60% C
   - Einsatzstähle . . . . 0,10–0,20% C
   - Vergütungsstähle . . . . 0,30–0,50% C
2. Werkzeugstähle:
   - weich etwa . . . . 0,65% C
   - zäh . . . . 0,85–0,90% C
   - mittelhart . . . . 0,90–1,20% C
   - hart . . . . 1,40–1,50% C

Baustähle haben einen Kohlenstoffgehalt unter 0,6%, Werkzeugstähle über 0,6%.

Allgemeiner Baustahl wird verwendet für Formstahl, Stabstahl, Bleche, Rohre, Schrauben, Nieten.

Einsatzstähle für Zahnräder, Kolbenbolzen, Stempel, Schnitte.

Vergütungsstähle für Konstruktionsteile, die größte Festigkeit und Zähigkeit erhalten sollen.

Bei den legierten Stählen unterscheiden wir:

a) legierte Baustähle;
b) legierte Werkzeugstähle.

Die meisten legierten Stählen werden als Werkzeugstähle verwendet. Hier sind zu nennen:

1. Manganstähle für Federn, Schnitte, Gewindebohrer usw.;
2. Chromstähle für Kugellager, Schlagwerkzeuge;
3. Chrom-, Manganstähle für Reibahlen, Schnittwerkzeuge;
4. Chrom-Wolfram-Silizium-Stähle für Preßluftmeißel, Nietwerkzeuge;
5. Wolfrahmstähle für Schneidwerkzeuge;
6. Chrom-Molybdänstähle für Zahnräder usw.
7. Chrom-Vanadiumstähle für Schnelldrahtstähle.

Schnellstähle oder Schnellschnittstähle sind hochlegierte Werkzeugstähle, die besonders hohe Schnittgeschwindigkeiten zulassen. Sie enthalten vor allem Chrom, Wolfram und Kobalt (Sonderdrehstahl bis 21% Kobalt). Da er sehr teuer ist, fertigt man daraus Schneidenplättchen an, welche auf Schäfte aus gutem Baustahl hartgelötet oder geschweißt und danach gehärtet werden.

Hartmetalle waren früher Legierungen von Chrom, Kobalt und Wolfram, die später durch „gesinterte" Hartmetalle (Metallkarbide) abgelöst wurden. Sintern ist das Zusammenbacken durch Teigigwerden dicht unterhalb des Schmelzpunktes. Metallkarbid ist eine chemische Verbindung von Kohlenstoff mit einem Metall, z. B. mit Wolfram = Wolframkarbid. Diese Stoffe werden als Pulver unter hohem Druck in Schneidenform gepreßt und dann im elektrischen Ofen gesintert. Das Kobalt dient dabei als Bindemittel für die Karbidteilchen. Während die Schnellstähle ihre Härte und Schneidfähigkeit bei 600–650° C verlieren, bleibt bei Hartmetall die Härte bis 900° C gleich. Die Schnittgeschwindigkeiten bei Hartmetallen betragen das 8- bis 10fache der Schnittgeschwindigkeiten der Schnellstähle. Hierher gehören:

Widia = wie Diamant, Widia-Werk Essen.
Böhlerit = Gebr. Böhler & Co., A.G., Wien.
Titanit = Deutsche Edelstahlwerke, Krefeld.

Orthopädiestahl

ist kein Sondererzeugnis der Stahlindustrie für das Orthopädiemechanikerhandwerk, sondern eine der verschiedenen und genormten Stahlsorten, welche sich wegen ihrer Eigenschaften in bezug auf Festigkeit, Dehnung und Zähigkeit am besten für Kunstglieder und orthopädische Hilfsmittel eignen und darum vom Stahlhandel als „Orthopädiestahl" angeboten wird. Die Richtanalyse sieht beim Orthopädiestahl

0,35% C = Kohlenstoff
0,40% Si = Silizium
0,55% Mn = Mangan, Rest ist Grundstoff Fe = Eisen

vor. Dieser Stahl wird besonders für Schienen und Gelenke verwendet. Er entspricht dem Stahl St 50.11 (DIN 1611) und läßt sich schmieden (Schmiedetemperatur 850–1100°, d. h. dunkelrot bis rotgelb); hartlöten (mit Schlaglot 54 = 54% Kupfer und 46% Zink); schweißen (Feuerschweißung, Autogen- und elektrische Schweißung); vergüten (Erhitzen auf Hellkirschrotglut – etwa 830° – abschrecken in Wasser oder Öl und Anlassen, zweistündiges Erwärmen auf etwa 600° braunrot).

Als „Atlasstahl" wird ein unlegierter Vergütungsstahl mit Richtanalyse

0,57–0,65% C = Kohlenstoff
0,3–0,5% Si = Silizium
0,5–0,7 % Mu = Mangan
Rest = Fe = Eisen

verwendet, der aber in unserem Fach durch einen „Silberstahl" mit einer Richtanalyse

1,15% C = Kohlenstoff
0,20% Si = Silizium
0,25% Mn = Mangan
0,6 % Cr = Chrom
0,1 % V = Vanadium, Rest Fe = Eisen

verdrängt wird und für hochbeanspruchte Bolzen verwendet wird.

Als Werkstoff für Federn, Korsette und auch Prothesen ist der „Federbandstahl" zu nennen mit einer Richtanalyse

0,8–0,9% C = Kohlenstoff
0,2–0,4% Si = Silizium
0,4–0,7% Mu = Mangan
0,05% Ph u. S = Schwefel und Phosphor

Hinsichtlich der Prüfung des Stahles sind verschiedene Vorschriften ergangen. In den kleinen Handwerksbetrieben ist kaum eine Möglichkeit gegeben, die angelieferten Stähle auf ihre vorgeschriebenen Eigenschaften zu prüfen. Der Handwerker muß sich hier auf die Angaben seines Lieferanten verlassen oder im Zweifelsfalle entsprechende Materialproben in einem staatlichen Materialprüfungsamt prüfen lassen. Immerhin kann man eine einfache Oberflächenprüfung in der Weise durchführen, daß man das zu prüfende Stück Stahl mit Druckerschwärze bestreicht, es erwärmt und dann nach Abreiben der Oberfläche ein Stück Seidenpapier oder Seide dagegen drückt. Sogenannte Haarrisse – soweit solche vorhanden – zeichnen sich deutlich als feine Äderchen auf dem Papier oder Stoff ab.

Man kann auch die Beschaffenheit des gleichmäßigen Gefüges des Stahles kontrollieren, indem man das zu prüfende Stück Stahl mit einem Meißelkerb versieht, es in einen Schraubstock spannt und dann mit einem Hammer ein Stück des Stahles an der Kerbstelle abschlägt. Ein sammetartiges, feinkörniges Gefüge (mittels Lupe gut erkennbar) kennzeichnet einen guten Glühzustand, während ein grobes, glänzendes Bruchkorn auf ungenügende Wärmebehandlung und auf geringe Zähigkeit hindeutet. Ebenso läßt sich beim Stahlblech sehr wohl ein gutes und gleichmäßiges Gefüge erkennen, wenn man einen länglichen Streifen Stahlblech in den Schraubstock spannt und das Blech scharf umbiegt. An der Spitze des Winkels zeigt sich nach dem Bruch deutlich, ob der Walzprozeß ein gleichmäßiges Gefüge erzielt hat. Ebenso gibt die Feilprobe einen Anhalt über Härte und Festigkeit. Ein Probestück wird mit einer Vorfeile bearbeitet. Greift die Feile leicht an, so ist die Härte und Festigkeit gering; greift die Feile schwer an, so ist die Härte und Festigkeit groß.

Der Orthopädiestahl und auch andere unlegierte Stähle sind den Angriffen von Feuchtigkeit, Körperschweiß ausgesetzt und würden ohne Oberflächenschutz bald rosten und unbrauchbar werden. Diese Schäden sind unter der Bezeichnung Korrosion bekannt und stellen die selbsttätige Zerstörung eines Werkstoffes durch unbeabsichtigte chemische oder elektrochemische Angriffe von der Oberfläche aus dar. Voraussetzung für diese Schäden ist die Einwirkung von Feuchtigkeit (Wasser, Körperschweiß u. dgl.) auf den Werkstoff. Die Oberfläche der für die Kunstglieder und sonstige orthopädische Behelfe verwendeten Stahlteile (Schienen, Achsen, Bolzen, Schrauben usw.) werden deshalb durch das Aufbringen galvanischer Überzüge von Nickel und Chrom geschützt.

Bei einer ausreichenden Vernicklung soll ein Nickelüberzug von mindestens 0,025 mm Schichtstärke genügen. Dünnere Nickelauflagen als 0,02 mm haben sich als ungenügend korrosionsbeständig erwiesen, weil die verdichtete Nickelmasse noch keine porenfreie Stärke erreicht. Stärkerer Nickelbelag ist ebenfalls nicht ratsam, da der Belag leicht rissig wird und, insbesondere beim Stahl, abblättert. Nickelauflagen sind – im Gegensatz zu Kupferauflagen – nur beschränkt auftragbar. Der Arbeitsvorgang beim galvanischen Vernickeln ist folgender:

1. Reinigung des zu vernickelnden Teiles von Rost und anderen schädlichen Bestandteilen durch Kratzbürsten, Schleifen usw.
2. Chemische Reinigung mittels Laugen, Benzin, Trichloräthylen.
3. Beizen mit verdünnter Salpetersäure, Schwefelsäure, Salzsäure und Phosphorsäure.
4. Galvanische Vernicklung:
   a) Galvanischer Überzug mit Kupfer und darauffolgender
   b) Galvanischer Überzug mit Nickel.

Eine einwandfreie Nickelauflage wird nur erzielt, wenn die zu vernickelnden Teile
   a) glatt und sauber geschliffen und poliert sind,

b) vor der Vernicklung einwandfrei entfettet wurden,

c) genügend lange Zeit, etwa 30—40 Minuten und bei etwa 2,2 Volt Spannung und einer der Oberfläche der Teile entsprechende Ampereleistung von etwa 0,3 Amp. pro qdcm in einem einwandfreien, insbesondere staubfreien Nickelbade vernickelt werden.

Bei einer unter vorstehenden Bedingungen erfolgten Vernicklung wird eine porenfreie und beständige Auflage von 0,02—0,025 mm erzielt.

Ein vorzeitiges Abblättern des Nickelüberzuges an vernickelten Stahlteilen kann unter Umständen auf einen Fehler bei der Vernicklung zurückzuführen sein. Ist die Vernicklung dieser Art beschädigt, so treten die eingangs erwähnten Schädigungen des Werkstoffes ein und beeinträchtigen seine Haltbarkeit.

Die Prüfung der Stahlvernicklung ist deshalb nicht nur empfehlenswert, sondern eine Notwendigkeit, um den Prothesenträger im Gebrauch vor Schaden zu bewahren. Bei der Prüfung der Stahlvernicklung unterscheiden wir:

1. die Prüfung der Härte mittels des Sklerometers durch Ritzen der Oberfläche mit einem Diamanten und Messen der Breite des entstandenen Ritzes;
2. die Prüfung der Sprödigkeit durch einen Biegeversuch, z. B. an einer Schiene;
3. die Prüfung auf Haftfestigkeit durch einen Spiraldrehversuch oder mit Hilfe des elektrischen Stromes. Die Haftfestigkeit soll etwa 27 kg für den qmm betragen;
4. die Prüfung mittels Wasserprobe. Sie geschieht durch Einlegen des vernickelten Gegenstandes in destilliertes Wasser und genaues Beobachten mit Hilfe einer Lupe, nach wieviel Minuten die ersten Rostflecke auftreten. Vor dem Einlegen ist das vernickelte Teil mit Tetrachlorkohlenstoff oder Waschbenzin und mit reiner Kalkbrühe gut zu entfetten. Bei einem derart vorbehandelten Teil liegen die evtl. vorhandenen Poren im Nickelüberzug frei, so daß das destillierte Wasser durch die Poren hindurch auf den Werkstoff einwirken kann, was bei noch fetthaltigen Poren nicht einwandfrei möglich ist. Auf eine absolut einwandfreie Entfettung ist deshalb der größte Wert zu legen. Nach etwa 30 Minuten zeigen sich bei poröser Vernickelung kleine Rostpunkte in den freiliegenden Stellen des Werkstoffes. Bei zu dünner rissiger, poröser und unsauberer Vernicklung treten viele Rostpunkte auf, die sich bei weiterem Verbleiben des Teiles im Wasser schwammartig vergrößern.

Bei dem Verchromungsverfahren wird das metallische Chrom in einer Schichtstärke von 0,1—0,15 mm auf Stahl abgeschieden. Die Eigenart des metallischen Chroms, eine äußerst dünne Oxydschicht auf seiner Oberfläche zu bilden, macht es gegen Angriffe von Luft, Feuchtigkeit u. a. fast unbegrenzt beständig. Der Chromüberzug wird ebenso wie Nickel auf galvanischem Wege erreicht. Frei am Körper liegende Stahlteile (wie Knieschienen, Kanalbügel für Sauerbrucharme, Fußschienenteile u. a.) werden zweckmäßig verchromt und damit äußerst verschleißbeständig gemacht.

Ein weiterer zuverlässiger Schutz gegen Korrosion des Stahles ist aber seine Legierung mit Zusatzmetallen, die mit Eisen Mischkristalle bilden und die Ausbildung festhaftender dichter und gleichmäßiger Schutzflächen an der Oberfläche begünstigen. Solche Legierungszusätze sind:

Chrom erhöht die Festigkeit und Härte und auch die Widerstandsfähigkeit gegen chemische Einflüsse;

Nickel erhöht die Zähigkeit des Werkstoffes erheblich, aber nur wenig die Festigkeit;

Mangan erhöht die Widerstandsfähigkeit gegen die mechanische Abnutzung;

Wolfram-Vanadium-Molybdän erhöhen die Wärmebeständigkeit, wodurch der Stahl erst bei höheren Temperaturen seine Härte verliert. Die beiden letzten Zusätze verbessern außerdem die Schneidhaltigkeit.

Zu den hochlegierten Stählen gehören auch die verschiedenen Kruppstähle (V 2a, V 4a und V 6a) sowie die rostfreien Stähle. Als legierter Präzisionsrundstahl ist der „Silberstahl" anzusprechen. Er ist ein Werkzeugstahl mit mindestens 1,1% Kohlenstoffgehalt und meistens mit Nickel, Chrom, Wolfram und Molybdän, Vanadium, Mangan oder Silizium legiert.

b) Zink (Zn)

In Deutschland gibt es Zinkerze (Zinkspat oder Galmei, Zinkblende) im Oberharz, Rheinland und Westfalen. Zink gehört zu den Schwermetallen, die eine vielseitige Verwendung finden. Es ist von bläulichweißer Farbe, walz- und witterungsbeständig. Es dient zum Verzinken anderer Metalle, zum Dachdecken, zu Regenrinnen und zur Herstellung von Messing und Rotguß. In der Medizin finden wir es bei Zinkpuder, -salbe, -tropfen und -kautschukpflaster.

Spez. Gewicht 7.2; Schmelztemperatur: 419° C.

c) Blei (Plumbum Pb.)

Blei ist ein bläulichgraues Schwermetall, weich und beständig gegen Luft und Säure, aber giftig in chemischen Verbindungen. Es wird im Harz, Aachener Gebiet und in Oberschlesien gewonnen und zu Leitungsröhren, Kabelmänteln, Bleischrot und Artikeln für Röntgenschutz u. a. verarbeitet. Wir benutzen den Bleiklotz als Unterlage beim Treiben von Leichtmetallblechen.

Spez. Gewicht: 11,4 – Schmelztemperatur: 335° C.

d) Nickel (Ni)

Nickel ist ein silberglänzendes Schwermetall. Es ist dehnbar, walzbar, schweißbar. Nickel kommt nur im Meteoreisen gediegen vor; sonst wird es als Nickelglanz, Nickelkies (messingartiges Mineral), und Nickelblüte (grünliches Mineral) mit Kupfer und Kobalt, aus denen es gewonnen wird, festgestellt. Als Legierungszusatz gibt es z. B. Stahl eine besondere Härte (Nickelstahl). Seine Hauptverwendung findet Nickel beim Vernickeln verschiedener Metalle. Es ist politurfähig und hat einen hellen Hochglanz.

Spez. Gewicht: 8,7 – Schmelztemperatur: 1450° C.

e) Kupfer (Cu)

Kupfer ist ein rotes, festes und dehnbares Schwermetall, das aus Kupferkies u. a. Erzen mit Eisen und Schwefel gewonnen wird (Kupferbergbau in Mansfeld, am Rommelsberg und am Main, sowie im Ausland). Elektrolytkupfer (reinstes Kupfer) wird durch Elektrolyse gewonnen. In Form von Blechen, Draht, Nieten u. a. findet es vielseitige Verwendung. Wichtig sind seine Legierungen mit Zink, Zinn und Nickel.

Spez. Gewicht: 8,9 – Schmelztemperatur: 1800° C.

f) Zinn (Sn)

Zinn ist ein weißes Schwermetall, das als Zinnstein vorkommt. Reines Zinn wurde früher zu Orgelpfeifen und Geschirr verwendet. Es ist weich und leicht schmelzbar. Es wird dünn gewalzt als Staniol abgegeben. Im übrigen eignet es sich vornehmlich zum Verzinnen von Blechen und als Legierungszusatz von Bronze. In Verbindung mit Blei ergibt es das Lötzinn zum Weichlöten.

Spez. Gewicht: 7,3 – Schmelztemperatur: 232° C.

g) Silber (Ag)

Silber ist ein Edelmetall und wird in gediegenem Zustand und gebunden an Chlor, Schwefel, meist zusammen mit Arsen, Antimon, Kupfer oder Blei auf nassem oder trockenem Wege gewonnen. Hauptvorkommen: Mexiko, USA, Peru. Es wird für Münzen, Schmuck u. a. verwendet.

Spez. Gewicht: 10,5.

4. Leichtmetall

a) Aluminium

Mit der Herstellung des Aluminiums (Al 99 und 99,5) wurde der Industrie und allen Gewerbezweigen ein Leichtmetall zugeführt, das sich sehr schnell einen ersten Platz in der Technik erobert hat.

Spez. Gewicht: 2,7 – Schmelztemperatur: 658° C.

Aluminium wird durch Reduktion der aus Bauxit (Tonerdehydrat) gewonnenen Tonerde hergestellt. Hinsichtlich dieser Ausgangsstoffe für Aluminium bestehen folgende Begriffe:

Bauxit ist das Verwitterungsprodukt von Gesteinen,

Tonerde (Aluminiumoxyd) ist eine Aluminium-Sauerstoff-Verbindung und einer der Bestandteile des Bauxits,

Ton nennt man die Verwitterungsrückstände tonerdehaltiger Silikate. Die Zusammensetzung des Tons ist je nach dem Ort des Entstehens verschieden.

Das wichtigste Gewinnungsverfahren ist das in Deutschland entwickelte Bayer-Verfahren. Dabei wird der grobstückige Bauxit in Brechern zerkleinert und in einem Dehrohrofen zwecks Entwässerung, leichterer Feinzerkleinerung und Zerstörung organischer Bestandteile erhitzt. In einem dampfbeheizten Mischer wird der Bauxit einer Löselauge zugesetzt. Das Gemisch wird dann in einen Autoklaven (verschlossenes Gefäß, in dem Stoffe Druck und [oder] Hitze ausgesetzt werden) übergeführt. Hier erfolgt bei einer Temperatur von etwa 170° und unter einem Druck von 6—8 atü der Aufschluß des Bauxits. Das Aluminiumoxyd geht als Natriumaluminat in Lösung (Na_2O-Al_2O_3). Nach der Entleerung des Autoklaven wird der feinstverteilte Rotschlamm (die sonstigen Beimengungen des Bauxit) abgeschieden und von der Aluminatlauge getrennt. Letztere gelangt nach völliger Klärung in einer Nachfiltration und Passieren eines Laugenkühlers in die Ausrührer. Nach weiteren Filter- und Trennprozessen wird das ausgewaschene Tonerdehydrat gewonnen. Es ist blendend weiß und enthält nur noch ungefähr 0,01 bis 0,02% Kieselsäure und ebensoviel Eisenoxyd. Für die Weiterverarbeitung in der Elektrolyse ist die restlose Entfernung des Hydratwassers durch Kalzinierung erforderlich. Diese erfolgt in 50—60 m langen, mit Gas beheizten Drehrohröfen bei einer Temperatur von 1200—1300°. Die bei dieser Kalzinierung „tot gebrannte“ Tonerde nimmt auch bei längerer Lagerung keine Feuchtigkeit mehr auf, was für die Durchführung der Elektrolyse wichtig ist. Die fertige Tonerde wird der Aluminiumhütte zugeführt.

Die Reduktion der Tonerde wird heute nur noch auf elektrolytischem Wege durchgeführt. Zu diesem Zwecke wird die Tonerde bei etwa 950° in einer Salzschmelze gelöst, die hauptsächlich aus Kryolith (Natrium-Aluminiumfluorid) besteht. Die Lösung wird in den Elektrolyseöfen — mit Kohle ausgekleideten Wannen — der Elektrolyse unterworfen. Als Anode dienen dabei Elektroden, die aus aschfreiem Koks hergestellt werden. Als Kathode wirkt das auf dem Boden des Elektrolysiergefäßes abgeschiedene flüssige Aluminium. Die Betriebsspannung des dem Bade zugeführten Gleichstroms beträgt 5—6 V. Die Strombelastung eines Ofens liegt heute meistens zwischen 30000 und 40000 A. Durch den Stromdurchgang wird gleichzeitig die Schmelze geheizt. Das abgeschiedene Rohaluminium sammelt sich unter der Badschmelze am Boden der Wanne und wird aus dem ununterbrochen arbeitenden Ofen von Zeit zu Zeit durch Absaugen flüssig entnommen, der Gießerei zugeführt und dort zu Barren (Masseln) vergossen.

Das Aluminium hat nicht nur als Legierungsgrundstoff eine weite Verbreitung gefunden, sondern spielt auch im unlegierten Zustand eine bedeutende Rolle. Gegenüber seinen Legierungen besitzt es eine höhere chemische Beständigkeit, weist dagegen nur geringere Festigkeitswerte auf. Vom Ausgangsstoff her enthält das metallische Aluminium noch geringe Prozentsätze von Eisen- und Siliziumverunreinigungen. Der Reinheitsgrad liegt zwischen 98—99,8%. Mit wachsendem Reinheitsgrad verbessert sich die Korrosionsbeständigkeit, während die Festigkeit jedoch abfällt. Je nach dem Verwendungszweck wird Reinaluminium in verschiedener Lieferform hergestellt (Drähte, Bänder, Bleche, Ronden, Rohre, Voll- und Profilstangen sowie Preßstücke).

Durch einen bestimmten Kaltverformungsgrad beim Walzen und Ziehen kann eine „halbharte“ oder „harte“ Festigkeit erzielt werden. Mit zunehmender Härte, Streckgrenze und Zugfestigkeit fällt die Dehnung ab. Durch besondere Wärmebehandlung (z. B. Vergütungsglühung und Abschreckung) ist bei Reinaluminium keine Steigerung der Festigkeitswerte zu erzielen. Kaltverfestigtes Material kann jedoch durch ein Erwärmen auf höhere Temperaturen in den Zustand „weichgeglüht“ überführt werden.

Auf Grund seines niedrigen Verformungswiderstandes läßt sich Reinaluminium sehr gut kalt verformen. Sämtliche Formgebungsarbeiten wie Tiefziehen, Streckziehen, Drücken, Falzen, Treiben usw. sind anstandslos durchzuführen.

Infolge seiner guten Witterungsbeständigkeit wird Reinaluminium überall dort eingesetzt, wo hohe Korrosionsbeständigkeit erforderlich ist.

Der Zusammenbau von Reinaluminium mit Fremdmetallen ist möglichst zu vermeiden. Wo er nicht zu umgehen ist, müssen beide Metall an der Verbindungsstelle durch einen Schutzanstrich oder ähnliche Maßnahmen gegeneinander isoliert werden. Ähnliches gilt für den Zusammenbau von Reinaluminium mit Aluminiumlegierungen.

Wie bereits erwähnt, ist das Aluminium als der Legierungsgrundstoff für die verschiedenen Leichtmetall-Legierungen anzusehen, die unter der Bezeichnung

Duraluminium Al-Cu-Mg	spez. Gew. 2,8
Plastadur	
Bondur Al-Cu-Mg	
Pantal Al-Mg-Si	spez. Gew. 2,75
Lantal	
Silumin Al-Si	spez. Gew. 2,7
Mangal	
KS- und BS-Seewasser-Hydronalium Al-Mg	spez. Gew. 2,6
Aludur Al-Cu-Mg	
Korrofestal	

von den Herstellungswerken in den Handel gebracht werden. Die bekanntesten davon sind:

Dürener Metallwerke, Berlin-Borsigwalde;
Vereinigte Leichtmetall-Werke G. m. b. H., Bonn;
Aluminium-Walzwerke Singen G. m. b. H.;
Aluminium-Walzwerk Wutöschingen, Baden.

Als Legierungen bezeichnet man die durch das Zusammenschmelzen verschiedener Metalle gebildeten festen Lösungen, welche gegenüber den Ursprungsmetallen neue Eigenschaften aufwerfen. So ist z. B. die Gattung Al-Cu-Mg eine Aluminiumlegierung nach DIN 1725 mit durchschnittlich 92% Reinaluminium, 2,5–5,0% Kupfer, 0,2–1,8% Magnesium, 0,3–1,5 Mangan und bis 2,5% Beimengungen, die eine hohe Festigkeit bei guter Dehnung aufweist. Sie läßt sich außerdem vergüten durch

a) Lösungsglühen im Salzbad oder Luftumwälzofen;
b) Abschrecken nach dem Glühen;
c) Aushärten nach dem Abschrecken durch Lagern bei Raumtemperatur (Kaltaushärtung). Sofern für bestimmte Zwecke noch höhere Festigkeitswerte gefordert werden, bringt die Wärmeaushärtung nach dem Abschrecken (z. B. zweitägige Warmlagerung bei 150° C) bei geeigneter Legierungszusammensetzung eine weitere Steigerung der Festigkeit, insbesondere der Streckgrenze und Härte, jedoch bei verminderter Dehnung.

Die Vergütung beruht darauf, daß bei der Glühung das Kupfer und Magnesium in den Aluminiumkristallen aufgelöst werden. Bei dem raschen Abschrecken haben die so entstandenen „Mischkristalle" nicht die Zeit, sich wieder zu entmischen und bleiben im übersättigten Zustande. Diese Legierung bietet fast allen Einflüssen der trockenen Atmosphäre genügend Widerstand. Gegenüber Feuchtigkeit (auch Körperschweiß!) und chemischen Einflüssen ist es seines Kupfergehaltes wegen empfindlich und muß durch bewährte Oberflächenschutzmittel geschützt werden, wobei der Plattierung besondere Bedeutung zukommt.

Die Gattung Al-Mg-Si ist eine Aluminiumlegierung, deren Hauptbestandteile sich aus

0,3–1,5%	Magnesium	– Mg
0,2–1,5%	Silizium	– Si
1,5%	Mangan	– Mn
Rest	Aluminium	– Al

zusammensetzen. Ein Kupfergehalt bis 0,1%. wird dabei zugestanden. Diese kupferfreie Aluminiumlegierung weist eine gute Beständigkeit vor allem gegen Witterungseinflüsse und viele chemische Angriffsmittel ähnlich wie Reinaluminium auf. Ebenso ist sie vergütbar durch Lösungsglühen, Abschrecken, Kalt- oder Warmaushärten. Überall dort, wo eine größere Festigkeit erwünscht ist, als durch Reinaluminium erreicht werden kann, wird man diese Al-Legierung anwenden.

In der Orthopädietechnik wird das Leichtmetall hauptsächlich als Blech für Fußeinlagen und für Armprothesen — in geringerem Maße auch für Beinprothesen — verwendet. Bei Beachtung der vorangegangenen Ausführungen wird man für diesen Zweck eine Aluminiumlegierung wählen, welche neben der Korrisionsbeständigkeit (Feuchtigkeit, Körperschweiß) auch die notwendige Festigkeit besitzt und sich gut „treiben" läßt. Die gleichen Eigenschaften werden aber auch von dem Leichtmetall verlangt, daß für die Herstellung der Arm- und Beinprothesen verwendet wird.

In erster Linie finden hier die Legierungen vom Typ Al-Mg und Al-Cu-Mg Verwendung. Empfehlenswerte Verwendungsmöglichkeiten bestehen auch für die Legierung Al-Mg-Si, denn sie weist eine bessere chemische Beständigkeit als Al-Cu-Mg auf und läßt sich gut anodisch oxydieren. Die Legierung Al-Zn-Mg-Cu stellt eine neuere Entwicklung dar. Mit ihr erreicht man Festigkeitswerte bis 60 kg/mm². Daneben wird für Teile, welche keine mechanische Beanspruchung auszuhalten haben, auch Rein- und Reinstaluminium verwendet.

Zur Verhütung von Korrosionsschäden und in Sonderfällen, die eine entsprechende Behandlung der Metalloberfläche ratsam erscheinen lassen, wird man zu einer Oberflächenbehandlung schreiten. Hierzu ist es notwendig, den Leichtmetallgegenstand durch Abwaschen mit warmem Wasser (mit Zusatz von Seifenpulver oder Imi) zu reinigen. Anschließend wird mit Wasser nachgespült und trocken gerieben. Verfärbungen kann man durch Kochen oder Waschen mit heißem Sud von Zitronen- oder Obstschalen bzw. heißer Weinsäure oder Alaunlösung entfernen. Durch Auskochen mit Essig läßt sich Kesselstein in leichten Fällen entfernen, in schweren Fällen benutzt man hierzu Salpetersäure (10–20%). Es muß jedesmal gut mit Wasser nachgespült werden. Der Witterung oder Feuchtigkeit ausgesetzte blanke Teile, sofern sie nicht mit Nahrungsmitteln in Berührung kommen, ölt man am besten leicht ein. Niemals verwende man Salzsäure, freie Alkalien oder Soda und ähnlich stark angreifende Chemikalien. Polierte Werkstücke werden mit einem benzingetränkten Lappen gereinigt und mit einem weichen Wollappen unter Zusatz von Wiener Kalk nachpoliert. Mattgeschliffene oder gebürstete Teile werden wie polierte gereinigt.

Alsdann erfolgt entweder die mechanische oder chemische Oberflächenbehandlung. Bei der mechanischen Oberflächenbehandlung unterscheiden wir:

a) Sandstrahlen, bei welchen feinkörniger Sand oder gepulvertes Silizium mittels Druckluft auf die Behandlungsfläche geschleudert wird, wobei Verunreinigungen von der Oberfläche entfernt werden. Dabei wird die Oberfläche aufgerauht und gibt damit eine gute Grundlage für Farbanstriche.

b) Bürsten ist eine Verschönerungsbehandlung und erfolgt unter Verwendung rotierender Drahtbürsten mit Drähten (0,05–0,3 mm).

c) Schleifen und Polieren durch handelsübliche Schleifscheiben bei hohen Arbeitsgeschwindigkeiten. Je höher die Umlaufgeschwindigkeiten sind, desto sauberer werden die Oberflächen. Das Mattpolieren (Mattschleifen) geschieht mit Fiberbürsten, wobei als Paste z. B. eine solche aus 40% Unschlitt und 60% Tonerde benutzt wird. Zum Vorpolieren werden gesteppte Schwabbelscheiben (Flanelle, Zeltstoffe, Kunstleder, Filz) genommen. Zur Fertigstellung werden Schwabbelscheiben aus weichem Leder oder nicht gesteppte Scheiben aus Nessel oder Barchent benutzt. Für die Endwirkung ist die Wahl geeigneter Pasten wichtig. Ein bewährtes Poliermittel für Aluminium ist:

200 g feinstgepulverte Tonerde
39 g Stearin
10 g Bienenwachs
10 g Paraffin

Kleine Massenartikel werden „getrommelt". Dies geschieht im sogenannten „Trommelfaß" mit gehärteten und hochglanzpolierten Stahlkugeln unter Zusatz von Seifenlösung oder anderen schaumbildenden, oxydlösenden Stoffen.

Bei der chemischen Oberflächenbehandlung unterscheiden wir:

a) Beizen in 10–20%iger Natronlauge oder Sodalösung von 50–80° C. Beizdauer maximal 2 Minuten. Nach dem Beizen gründliche Spülung in fließendem Wasser. Die letzten Laugenreste werden durch Tauchen in 10–20%ige Salpetersäure entfernt. Gründliches Nachspülen und schnelles Trocknen ist empfehlenswert.

b) Ätzen und Tiefätzen erfolgt mit gewissen Säuren oder deren Gemisch, wodurch das Kristallgefüge der angeätzten Oberfläche sichtbar gemacht wird. Wegen der Empfindlichkeit solcher Oberfläche ist ein Überzug mit Klarlack zu empfehlen. Das Tiefätzen dient zum Beschriften und Aufbringen von Zeichnungen. U. a. wird folgende Lösung empfohlen:

100 g Eisenchlorid in 100 g Wasser
40–70 g Salzsäure
10 g Kaliumchlorat

Ein nachhaltiges Auftragen von farbigem oder schwarzem Zaponlack hebt die Tiefätzung vom Untergrund gut ab.

d) Oxydische Überzüge können eine Verbesserung der chemischen und mechanischen Eigenschaften ermöglichen. Hierzu bedient man sich

1. des rein chemischen Verfahrens,
2. des Verfahrens auf elektrochemischem Wege.

Zu 1. sind das MBV (Modifiziertes Bauer-Vogel)-Verfahren und das EW-Verfahren zu erwähnen. Zu 2. ist besonders das Eloxalverfahren (Elektrisch-oxydiertes-Aluminium) zu nennen. In den letzten Jahrzehnten erlangte dieses Verfahren zum Zwecke des Korrosionsschutzes und der Oberflächenveredelung immer größere Bedeutung.

b) Magnesium (Mg)

Magnesium ist ein silberweißes Leichtmetall, dessen Rohstoffe Karnalit, Magnesit und Dolomit, auch Talk und Meerschaum sind. Es wird in Mitteldeutschland (Staßfurt), im Zillertal und in den Dolomiten gewonnen. Es verbrennt mit hellem Licht (Blitzlicht) und ist ein wertvoller Zusatz bei leichten Legierungen wie Elektron, Duralumin, Magnalium u. a. In Span- und in Pulverform ist es leicht entzündlich, und es hat auch nur geringe Korrosionsbeständigkeit. In der Orthopädietechnik wurde es bisher wegen seines geringen Gewichtes für Handdrehgelenke und auch für Kunsthände verwendet.

Spez. Gewicht: 1,7 – Schmelztemperatur: 650° C.

c) Elektron

Elektron ist eine sehr leichte Metall-Legierung von etwa 90% Magnesium und dem Rest aus Aluminium mit Spuren von Mangan, Kupfer und Zink. Diese Legierung findet meist im Flugzeugbau und im Motorenbau Anwendung.

Spez. Gewicht: 1,8.

	Leistungswerte als Knetlegierung	Leistungswerte als Gußlegierung	
Zugfestigkeit	19–32	16–27	kg/mm²
Bruchdehnung	5–14	3–12	%
Brinellhärte	39–63	50–65	kg/mm²

Leistungszahlen für Leichtmetalle

Werkstoff	nach DIN 1712/13 1745/49	Spez. Gew.	Zustand	Zugfestigkeit kg/mm²	Bruchdehnung	Brinellhärte kg/mm²
Reinstaluminium Raffinal	Al 99,99 R		weich	4–6	60–40	13–18
			halbhart	7–9	15–18	18–25
			hart	11–14	8–4	26–35
Reinstaluminium Reflectal	AlRMg 0,5 (0,4-0,6% Mg)		weich	7–10	40–20	22–28
			halbhart	11–15	15–6	35–45
			hart	16–19	6–2	40–50
Reflectal	AlRMg 1 (0,8-1,2% Mg)		weich	10–13	35–20	30–35
			halbhart	14–17	15–8	40–50
			hart	18–25	6–2	50–60
Reflectal	AlRMg 2 (1,5-2,5% Mg)		weich	15–20	35–20	40–50
			halbhart	21–25	15–6	55–75
			hart	25–35	5–2	70–85
Reinaluminium	Al 99,5	2,7	weich	7–9	22–20	18–19
			halbhart	9–11	7–5	26
			hart	11–13	5–2,5	30–35
Reinaluminium	Al 99		weich	8–10	20–18	20
			halbhart	10–12	5–3,5	30
			hart	12–14	3–2	38
Legierungen:						
Duralumin	AlCuMg	2,8	weich	25–28	12–2	60
			hart	28	2	75–100
			hochfest	44–42	10–9	110–100
Bondur	AlCuMg	2,8	weich	18–24	8–12	50–60
			vergütet F 38/34	34–38	12–15	90–100
			vergütet F 44/39	39–44	8–10	100–110
Aludur 630	AlCuMg	2,8	weich geglüht	15–20	15–25	40–50
			ausgehärtet	37–40	15–22	100–110
			und kalt verfestigt	45–50	3–5	120–130

Werkstoff	nach DIN 1712/13 1745/49	Spez. Gew.	Zustand	Zug-festigkeit kg/mm²	Bruch-dehnung	Brinell-härte kg/mm²
Aludur 533 (Korrofestal)	AlMgSi	2,7	weich geglüht	11–15	20–30	30–40
			ausgehärtet	28–35	10–20	80–100
			und kalt verfestigt	35–45	2–10	100–120
Pantal	AlMgSi	2,7	weich	11	13–15	30
			halbhart	13–18	5–10	40–50
			walzhart	17	4	50
			abgeschreckt und kalt ausgehärtet	20	10–12	50
			vergütet	26–28	8–10	70
Hydronalium	AlMg	2,6	weich	20–45	25–15	45–90
			halbhart	25–48	15–10	60–100

5. Legierungen

a) Bronze ist eine Kupfer-Zinn-Legierung von rotgelbem Aussehen, die im Altertum zu Waffen und Gerät verarbeitet wurde. Sie hat eine gute Festigkeit und ist leicht gieß- und bearbeitbar.

b) Neusilber (Argentan) ist eine Kupfer-Nickel-Legierung mit Zinn oder Zink und als solche ein zäher, politurfähiger Silberersatz.

c) Messing ist eine Kupfer-Zink-Legierung von gelber Farbe, die sich sehr gut bearbeiten läßt. Gegenüber Kupfer ist sie billiger, dauerhafter, und wird darum sehr viel begehrt.

d) Tombak ist eine Kupfer-Zink-Legierung (70–90%).

e) Rotguß ist eine Legierung aus 85% Kupfer, Rest aus Zink und Zinn. Sie hat rötliches Aussehen, ist zäh und je nach ihrer Zusammenstellung hart; sie ergibt ein wertvolles Material für Maschinenteile und Achslager.

f) Weißmetall ist eine Legierung von Zinn, Antimon, Kupfer und Blei.

g) Lote sind Metall-Legierungen und dienen zum Verbinden von Metallen (Löten). Allgemein werden angewendet:

Lötzinn 40 (SnL 40 DIN 1707)
40% Zinn
60% Blei

Schlaglot 42 (MsL 42 DIN 1711)
42% Kupfer
58% Zink

Silberlot 12 (AgL 12 DIN 1710)
36% Kupfer
52% Zink
12% Silber

h) Durana. Grundsätzlich ist zu sagen, daß es sich bei Durana-Metallen um Kupfer- und Zink-Legierungen mit veredelnden Zusätzen von Eisen, Mangan, Nickel, Aluminium und anderen Elementen handelt. Die Zusammensetzung ist bei den Durana-Metallen verschieden und beträgt in der Regel:

58,5% Kupfer
39,5% Zink
1,0% Zinn
0,5% Blei
0,5% Eisen

Die in der Orthopädie verarbeiteten Durana-Metalle haben folgende Werte:

Zugfestigkeit	51—63 kg/qmm
Streckgrenze	45—55 kg/qmm
Dehnung	7%
Brinellhärte	125—145 kg/qmm

Für die Bearbeitung des Durana-Metalls ergeben sich folgende Methoden:

A. Das Schmieden

Die Warmbearbeitung aller schmiedbaren Bronzen erfordert eine gewisse Übung und im Vergleich zur Warmbearbeitung von Eisen erhöhte Aufmerksamkeit des Arbeiters.

Beim Bearbeiten von Durana-Metall ist hauptsächlich auf das richtige Anwärmen der Arbeitsstücke zu achten. Die nach oben zulässige Temperatur darf nicht überschritten werden, um ein Abschmelzen zu vermeiden. Man wähle daher, besonders zum Schmieden, einen möglichst dunklen Arbeitsplatz, weil so die Farbe des Metalles leichter beobachtet werden kann. Grelles Licht wie Sonnenlicht oder elektrisches Bogenlicht ist in jedem Falle abzublenden.

Anwärmen. Das Anwärmen des Durana-Metalles bedarf keiner besonderen Vorsichtsmaßregeln. Es kann in offenem Feuer, am besten in Holzkohle oder Koks erfolgen. Das Durana-Metall soll nicht über dunkel- bis kirschrot erwärmt werden, wobei unter kirschrot die obere zulässige Grenze für die Erhitzung von Gußstahl zu verstehen ist.

Schmieden. Durana-Metall zeigt beim Schmieden das Verhalten eines sehr weichen und dehnbaren Schweißeisens. Man kann es genau wie solches warm bearbeiten, und zwar von kirschrot bis zum Verschwinden der Farbe. Anfänger sollten es beim Verschwinden der Farbe wieder warm machen; der geübte Arbeiter, der Durana-Metall genau kennt, wird es dagegen noch nach dem Verschwinden der Farbe ohne Bedenken weiter bearbeiten. Es gibt eine untere Temperaturgrenze, bei welcher Durana-Metall gegen Hammerschläge empfindlich und spröde wird, aber sie liegt verhältnismäßig niedrig, so daß man vom Durana-Metall behaupten kann, daß es innerhalb weiter Temperaturgrenzen vorzüglich warm schmiedbar ist. Man kann das Material innerhalb dieser Temperaturgrenzen schmieden, stauchen, lochen, ins Gesenk schlagen, zu den feinsten Zweigen ausstrecken und zu Blättern ausbreiten, ohne daß Kantenrisse oder Brüche auftreten.

Abkühlen. Das Abkühlen der geschmiedeten Gegenstände soll an der Luft geschehen. Abschrecken im Wasser schadet dem Durana-Metall.

Kaltbearbeiten. Nach völligem Erkalten läßt sich Durana-Metall infolge seiner hervorragenden Zähigkeit und Dehnbarkeit zu den feinsten Blättern treiben.

B. Das Schweißen

Durana-Metall kann autogen geschweißt werden. Bei richtiger Behandlung weisen die Schweißstellen fast dieselbe Festigkeit auf wie das Metall selbst. Je dünner die zu verbindenden Teile sind, desto vorsichtiger muß beim Schweißen verfahren werden. Handelt es sich hierbei um Blech, so wird die Schweißnaht mit dem Schneidbrenner zunächst an verschiedenen Stellen geheftet und danach erst vollkommen durchgeschweißt. Sollte sich das Blech hierbei etwas verziehen, so muß es vor dem Durchschweißen mit dem Holzhammer gerichtet werden, damit eine gute und saubere Schweißnaht erzielt werden kann. Die Verbindungsstellen werden mit Borax und gleichem Material geschweißt. Als Tropfmittel werden am besten Draht von 3–4 mm Dicke oder Blechstreifen von 5×0,5 mm Querschnitt verwendet.

C. Das Hartlöten

Durana-Lot. Zum Hartlöten des Durana-Metalles ist jedes leichtflüssige Hartlot, mit welchem sich Messing löten läßt, geeignet. Auf Anregung einer größeren Abnehmerzahl wurden von den Dürener Metallwerken zwei Hartlote für Durana-Metall hergestellt, von denen das eine leichtflüssig, das andere etwas schwerflüssiger ist. Diese Lote können von den Dürener Metallwerken bezogen werden und haben gegen gewöhnliches Schlaglot den Vorzug, daß die Lötstellen bei richtiger Ausführung der Lötung die Farbe des Durana-Metalls besitzen.

Lötgeräte. Fein ausgearbeitete Gegenstände wie Blätter, Ranken usw. werden am besten mit Hilfe von Gaslötrohren oder Lötlampen gelötet. Beim Löten im offenen Feuer läßt sich kaum vermeiden, daß schwache Teile neben der Lötstelle unnötig stark erhitzt werden und dadurch oft leiden. Dieser Übelstand tritt bei geschickter Anwendung von Gaslötrohren und Benzin-Lötlampen nicht auf. Zweckmäßig arbeitet man mit zwei Lötrohren oder Benzin-Lampen, um den zu lötenden Teil von allen Seiten der Wirkung der Lötflammen auszusetzen. Man erreicht zum Teil dasselbe, wenn man unter die zu lötende Stelle Holzkohlen legt, die durch die Stichflamme in Glut geraten und so die kalte Luft von der Lötstelle abhalten.

Lötmittel. Als Lötmittel verwendet man Borax oder entsprechend andere, im Handel befindliche Lötmittel.

D. Das Beizen oder Abbrennen

Das Beizen soll in einem Raum geschehen, in dem kein Luftzug herrscht, also nicht im Freien. Sollten die fertig geschmiedeten oder getriebenen Gegenstände fettig sein, so haftet die Säure schlecht. Man beseitigt das Fett, indem man die Gegenstände in eine scharfe Sodalauge bringt und vor dem Beizen gut in heißem Wasser abspült.

Naturfarbe. Die Naturfarbe des Durana-Metalles ist ein schönes Rötlichgelb. Um diesen Ton an der im Feuer oxydierten, fertigen Arbeit hervorzubringen, zieht man den Gegenstand durch eine Beize aus einem Teil konzentrierter Salpetersäure und einem Teil Wasser (möglichst Regenwasser). Man spült schnell in heißem Wasser nach und bringt den Gegenstand in trockene Sägespäne, die nach dem Trocknen durch Ausbürsten entfernt werden. Von dieser Naturfarbe bis zum schwarzen Ton lassen sich alle Farbtöne durch geeignetes Beizen oder Abbrennen erzeugen.

Schwarz. Einen schwarzen Ton erhält man, wenn man in der konzentrierten Salpetersäure etwas Silber auflöst (etwa 1 Gramm auf 1 Liter Säure) und diese Lösung mit der gleichen bis doppelten Menge Regenwasser verdünnt. Der zu beizende Gegenstand wird mit der Säure gleichmäßig bestrichen und über gelindem Feuer oder mit der Lötlampe getrocknet; dies wird so oft wiederholt, bis der gewünschte Farbton erreicht ist. Die Säure darf nicht in Tropfen an dem Gegenstand haften, weil er hierdurch fleckig werden würde.

Dunkelbraun. Zur Erzielung eines dunkelbraunen Tones löst man außer Silber die gleiche Menge Kupfer in der Säure auf und verfährt im übrigen in der oben erläuterten Weise.

Hellbraun. Um einen hellbraunen Ton zu erzielen, wird nur Kupfer in der Säure aufgelöst und alsdann wie vorher verfahren.

Patina. Einen eigentümlich grünen, patinaähnlichen Ton erhält man, wenn man den zu beizenden Gegenstand über schwach erhitztes Ammoniak hält und ihn von den Dämpfen gleichmäßig bestreichen läßt. Die Ammoniakdämpfe geben dem Metall bald einen grünlichen Ton. Nachdem der gewünschte Ton erreicht ist, wird der Gegenstand ebenfalls in Wasser gut abgespült und getrocknet.

6. Textilien

a) Garne und Stoffe

Sämtliche Textilwaren bestehen aus natürlichen oder künstlichen Fasern, die entweder durch Walken oder durch Spinnen zu Garnen verbunden sind. In ihrer Isolierung würden die einzelnen Fasern keinen Halt haben. Das Spinnen verbindet sie zu einem Faden, der die für die Weiterverarbeitung nötige Festigkeit aufweist. Das Spinnen besteht im Ordnen der Fasern und im Zusammendrehen unter Zug. Durch Drehung um eine Achse werden kurze Fasern zu einem zusammenhängenden Fasergebilde geformt, wodurch ein endloser Faden entsteht. Einfache Garne sind meistens rechts gedreht (Z-Drehung). Bei der Auswahl der Spinnverfahren kommt es in erster Linie darauf an, welchen Zweck man mit der Garnbildung verfolgt.

Die Ausdrücke Garn und Faden werden häufig ausgetauscht. Im eigentlichen Sinne bedeutet der Ausdruck „Faden“ den Einfachfaden, der aus Fasern gesponnen ist, während Garn soviel bedeutet wie mehrere Fäden, die zu einem einheitlichen Gebilde zusammengehalten sind, jedoch ohne starke Zwirnung, z. B. Strickgarn, aber nicht Strickfaden. „Nähgarn“ bedeutet also einen mehrfachen Nähfaden, der zu einer Einheit vereinigt ist, z. B. durch Drehung und Appretur. Werden mehrere Fäden zusammengedreht, so sprechen wir von „Zwirnen“.

Die Stärke der Garne wird durch die Garnnummer bezeichnet. Die metrische Garnnummer gibt an, wieviel Meter des Garnes auf ein Gramm gehen. Die metrische Nummer „20“ bedeutet demnach, 20 m des betreffenden Garnes wiegen 1 g. Daneben wird teilweise auch die englische Baumwollnummer angewendet, die besagt, wieviel Meter Garn 0,6 g wiegen. Englische Nummer „30“ besagt demnach, 30 m von dem Baumwollgarn wiegen 0,6 g oder 50 m wiegen 1 g. Auch Zwirne werden nach der metrischen Nummer bestimmt. Zwirnnummer 30/3 bedeutet, von dem Zwirn wiegen 30 m = 1 g. 30×3 dagegen besagt, der Zwirn hat 3 Fäden der Nr. 30 zusammen = Nr. 10. Nähgarne werden ebenso bezeichnet, doch ist hierbei zu beachten, daß beim Nähgarn die Nummer dem Gewinn des Rohfadens entspricht. Dazu kommt das Gewicht der Appretur.

Bei den Baumwollgarnen wird gewöhnlich unterschieden zwischen

Water = ein stark gedrehtes Fettgarn
Mule = ein lose gedrehtes Schußgarn
Mediv = Garn mittlerer Drehung

Der Kettenfaden ist der Längsfaden des Gewebes, während der „Schußfaden“ den einmaligen Weg des Schiffchens mit dem S-Faden bezeichnet.

Amerika-Garn = Baumwollgarn aus mittlerer amerikanischer Baumwolle
Louisiana-Garn = dasselbe aus guter amerikanischer Baumwolle ais Louisiana
Makogarn = Garn aus ägyptischer Baumwolle
Sakelgarn = Garn aus feinster ägyptischer Sakellaridis-Baumwolle
Nähgarn = ein festgedrehtes ägyptisches Baumwollgarn
Nähzwirn = festgedrehter und geglätteter Zwirn
Häkelgarn = festgesponnenes Watergarn, 4—6fach festgezwirnt
Stockgarn oder Stopftwist — zeigt eine größere Zahl von Baumwollfäden, meist merzerisiert (straff und seidig machen), wenig oder gar nicht verzwirnt
Glanzgarn = merzerisiertes Garn oder Zwirn aus Baumwolle, das mit Natronlauge unter Streckung behandelt wurde und einen seidenartigen Glanz sowie knirschenden Griff (Seidengriff) besitzt.

Die Maschinennähgarne zerfallen in Ober- und Untergarne aus guter Baumwolle. Die üblichsten Sorten sind vierfach aufgemacht auf Rollen zu 200 oder 1000 m. Die gangbarsten Nummern sind 36, 40, 50 und 60 in englischer Baumwollnummer (z.B. Nr. 36 = 36 m sind 0,6 g ohne Appretur).

Untergarn wird oftmals stärker genommen, wenn das Obergarn sich um das Untergarn herumzulegen hat. Wenn Ober- und Unterseite der Naht im Gebrauch zu sehen sind, wird für das Schiffchen ebenfalls das teure Obergarn verwendet.

Maschinengarne werden in weiß, roh, schwarz und farbig gebracht. Bei weißen Garnen ist darauf zu achten, ob die Festigkeit durch das Bleichverfahren nicht gelitten hat. Bei Rohfarbe liegt diese Gefahr nicht vor. Die Farbe soll reib-, licht- und waschecht sein. Es ist aber auch wichtig, daß Nähgarne beim Naßwerden nicht einlaufen. Das ergibt die unschönen welligen Nähte und kann auch zum Verziehen ganzer Stoffteile führen. Die Fabrikmarke der Nähmaschinengarne ist ebenfalls wichtig, denn auf jedem Etikett einer Fabrikmarke auf der Garnrolle soll auch das Material angegeben sein, z. B. Baumwolle oder Leinen, die Garnnummer und Inhalt der Rolle, z. B. 200 oder 1000 m.

Obergarne sind fast ausnahmslos appretiert, sie erhalten ein Füllmittel, das Unregelmäßigkeiten in der Garndicke ausgleicht, ein Klebemittel zum Festkleben der Faser, und ein glättendes Mittel, das gleichzeitig geschmeidig macht, wie z.B. Wachs oder Paraffin. Da das Obergarn fast stets ein Zwirn ist, d. h. es sind mehrere Einfachgarne zu einem Garn zusammengedreht, soll die Appretur verhindern, daß diese Drehungen während des Nähens, insbesondere beim Umschlingen des Greifers, sich aufdrehen. Ein garniges Aufdrehen kann bewirken, daß die Greiferspitze zwischen die Garne eingreift und damit zum Bruch führt.

Die meisten Maschinennähgarne sind aus Baumwolle. Abfallbaumwolle ergibt schwache und wenig glatte Garne, bei denen durch die Beimischung von Zellwolle die Glätte und Festigkeit gesteigert werden soll. Ebenso lassen sich aus Zellwolle seidenähnliche Näharne herstellen.

Leinengarne und Leinenzwirne werden hauptsächlich für die Handnäherei gebraucht, sowohl in weiß, schwarz und in einigen Farben. Auch sie sind meistens geglättet, besonders um Unregelmäßigkeiten auszugleichen, die bei Leinen sonst die Regel sind. Zur Herstellung von Leinennähzwirn werden Leinenfeingarn zwei- oder mehrfach gezwirnt, gefärbt oder gebleicht.

Hanfgarn

Aus deutschem oder italienischem bzw. ausländischem Hanf gesponnenes Langfasergarn.

Bindfäden

Grobes, appretiertes Garn aus Flachs, Hanf od. dgl., meistens in Knäuelform.

Leinenzwirn

Aus zwei oder mehr Leinenfäden gezwirnt, meist appretiert, schwarz oder weiß, auch braun, feldgrau usw. zum Nähen mit Hand oder Maschine.

Seidengarne

Der Werdegang der Seidengarne beginnt beim Seidenspinner (Bombyx mori). Dieser Schmetterling legt im Frühsommer nach dem Ausschlüpfen aus dem Kokon, zum Teil auf diesen selbst, bis zu 400 stecknadelkopfgroße Eier, aus denen im darauffolgenden Frühjahr die Seidenraupen schlüpfen. Diese werden mit Maulbeerblättern gefüttert und erreichen nach viermaliger Häutung in 30 bis 35 Tagen eine Länge bis zu 8 cm. Hierauf spinnt sich die Raupe durch Ausscheiden eines dünnen Seidenfädchens aus der Spinndrüse ein, indem sie sich mit einem festgefügten Seidengehäuse, dem Kokon, umgibt. In dem Kokon findet sie Schutz und Ruhe und verwandelt sich während 2–3 Wochen zur Puppe und dann zum Schmetterling. Ist die Verwandlung vollzogen, so weicht der Schmetterling durch eine flüssige Ausscheidung das eine Ende des Kokons auf, um herauszuschlüpfen. Einige Tage später legt das Schmetterlingsweibchen die Eier und stirbt kurz darauf. Die Kokons, welche hauptsächlich in China, Japan, Indien, Kleinasien, Italien, Frankreich und Spanien gezüchtet werden, haben eine gelbliche, weiße oder grüne Färbung. Es gibt zwei Verfahren, die Seidenfäden des Kokons zu gewinnen:

a) die Puppe oder Schmetterling werden vor dem Ausschlüpfen durch heiße Luft getötet, bevor letzterer den Kokon durchbrochen hat oder

b) man verwendet die durchbrochenen Kokons.

Im ersteren Fall können 300–500 m des aus einem bis zu 3000 m langen, ganz dünnen Seidenfaden bestehenden Kokon nach entsprechender Behandlung im Wasser abgewickelt werden. Von diesen fortlaufenden **Fäden** werden mehrere vereinigt, auf einen Haspel aufgewickelt, wodurch man – je nach der Kokonfarbe – die weiße oder gelbe Grège erhält. Durch Zusammenzwirnen mehrerer solcher Grègefäden entsteht der **einfache Faden**, der dann wieder, je nach dem Verwendungszweck, zwei-, drei- oder auch mehrfach zusammengezwirnt den **gezwirnten Faden** ergibt. Der auf diese Weise gewonnene Seidenfaden führt die Bezeichnung **Haspelseide** (Realseide), die in rohem oder gefärbtem Zustande, in Stangen oder aufgewickelt auf Holzrollen oder Kreuzwickeln als Nähseide zum Verkauf kommt.

Bei dem zweiten Verfahren werden die durchbrochenen Kokons sowie die für die Gewinnung der Haspelseide nicht verwertbaren Anfangsfäden – Strusen – und die Endfäden, ferner die doppelten oder von der Raupe nicht ganz fertiggesponnenen Kokons verwandt. Sie bilden das Rohmaterial für die Herstellung der **Schappeseide**. Das Rohmaterial für Schappeseide ist daher das gleiche wie für die Haspelseide. Der Unterschied besteht nur in der verschiedenartigen Verarbeitung der Kokonfasern. Das für die Herstellung der Schappeseide bestimmte Rohmaterial wird in heißem Wasser aufgeweicht, von anhaftendem Bast befreit, gewaschen, maschinell gelöst und alsdann gekämmt. Durch die mit kräftigen Stahlnadeln eng besetzten Kämme wird das Material von Fremdkörpern und Knötchen befreit, und das ergibt das sogenannte „Peigné", ein weiches seidenglänzendes **Büschel** parallelgelegter Seidenfasern von gleichmäßiger Länge. Bei der Qualität der Schappeseide spielt die Länge und Gleichmäßigkeit dieser

Peigné-Faser eine wesentliche Rolle. Die ausgekämmten ersten, also längsten Fasern bilden die erste Qualität der Schappeseide und ergeben einen späteren Nähseidenfaden von großer Elastizität, Stärke und hervorragenden Glanzeigenschaften, welche die aus den kürzeren Fasern hergestellte Seide bei weitem nicht erreicht. Diese kürzeren Fasern sind deshalb auch viel billiger als die längeren.

Eine Anzahl Peigné-Büschel werden zu einer Nappe von mehreren Metern Länge aneinandergereiht. Aus der Nappe entsteht durch Verringern der Breite ein fortlaufendes Band von etwa Fingerdicke. Es folgt nun, um genau gleiche Bandstärke zu erreichen, ein wiederholtes Ausziehen mehrerer zusammengefügter Bänder zu einem einzigen dünnen Bändchen, aus dem endlich durch einen ähnlichen Vorgang unter gleichzeitiger starker Drehung der einfache feine Seidenfaden gesponnen wird. Bei diesem Vorgang wird die Nummer oder Stärke des Fadens bestimmt, und zwar in der Weise, daß die Nummer angibt, wieviel Meter des einfachen Fadens ein Gramm wiegen;

z. B. Nr. 10/1-fach = 10 Meter wiegen 1 Gramm
Nr. 60/1-fach = 60 Meter wiegen 1 Gramm oder bei mehrfach gezwirntem Faden das entsprechend Mehrfache, also
Nr. 10/3-fach = 10 Meter wiegen 3 Gramm,
Nr. 100/3-fach = 100 Meter wiegen 3 Gramm,
Nr. 60/2-fach = 60 Meter wiegen 2 Gramm.

Je höher also die Zahl vor dem Strich, desto feiner ist der einfache Faden; die Zahl hinter dem Strich gibt an, wieviel solcher einfacher Fäden zusammengezwirnt sind.

Das Zusammenzwirnen der einfachen Seidenfäden geschieht je nach ihrem Bestimmungszweck zwei-, drei- oder mehrfach, loser oder fester, und ergibt so den fertigen Rohseidenzwirn, der noch gründlich geputzt und auf Garngleichheit geprüft wird. Dann erst ist die Rohseide zum Gebrauch fertig, um der Färberei übergeben zu werden, wo die Seide in etwa 1000 verschiedenen Farbtönen gefärbt wird. Hierauf wird die Seide zum Verkauf ausgerüstet, und zwar entweder in Strangen, auf Holzrollen oder in gemusterter Kreuzwicklung auf Papphülsen oder Papierkärtchen auf Sternkärtchen aufgewickelt oder in mehrfarbige Seidenzöpfe geflochten.

Handnähseide ist zwei- und dreifach gezwirnt und zeichnet sich durch große Festigkeit und Dehnbarkeit aus. Zum Nähen orthopädischer Artikel werden sowohl Haspelseiden (Realseide) als auch Schappeseide verwendet, je nach der Belastung, welche die Naht auszuhalten hat. Für Prothesen aus Leder, Bruchbänder usw. werden meistens Haspelseiden in den Fadenstärken 30/3 bis einschl. 80/3, je nach Stärke des zu vernähenden Materials, verwendet. Für Gegenstände aus leichterem Material kann auch Schappeseide in den Stärken 30/3 bis 100/3 verarbeitet werden.

Kunstseide / Reyon

Mit der Einführung der Kunstseide – jetzt Reyon benannt – wurde der Naturseide ein starker Abbruch getan. Es sind zu unterscheiden:

a) Viskose-Kunstseide: Rund 90% der bisherigen Kunstseideproduktion werden nach dem Viskoseverfahren hergestellt. Rohstoff ist in der Regel die aus Rottannenholz (Fichtenholz) gewonnene Sulfitzellulose. Die Zelluloseblätter werden zunächst mit Natronlauge getränkt und dadurch in Alkalizellulose umgewandelt. Die überschüssige Lauge wird hernach ausgepreßt. Dann werden die Blätter zerfasert, und anschließend macht die Fasermasse bei einer Temperatur von rund 20° C eine unter Umständen einige Tage dauernde Vorreife durch. Damit läßt sich die nachträgliche Gleichmäßigkeit und Viskosität der Spinnmasse bestimmen. Auf die Vorreife folgt in rotierenden Trommeln die Behandlung der Masse mit Schwefelkohlenstoff. Dadurch wird die Alkalizellulose in krümeliges, orangefarbiges Xanthogenat übergeführt. Durch Vermengung dieser Substanz mit Natronlauge entsteht Viskose, die zähflüssige Masse, die diesem Reyon-Spinnverfahren den Namen gegeben hat. Bevor dann die Viskose den Spinnpumpen zugeführt werden kann, wird sie sorgfältig filtriert, außerdem zwecks Entfernung störender Luftbläschen entlüftet und dann einer längeren Nachreife überlassen.

Die voll ausgereifte Viskose gelangt in die Spinnmaschine. Diese besteht aus zahlreichen gleichen Aggregaten, von denen jedes eine Spinnpumpe, einen Filter, eine Spinndüse, ein Fällbad und eine Aufwickelvorrichtung umfaßt. Die Viskosemasse wird zunächst den Spinnpumpen zugeführt. Diese pressen die Viskose in die Filter, und aus diesen gelangt der zähflüssige Stoff in die Spinndüsen (mit zahlreichen feinen Öffnungen versehene Endstücke), um sodann das Fällbad zu passieren. Das aus den Spinndüsen kommende Bündel zähflüssiger Fäden wird durch die im Bad befindlichen Chemikalien (Schwefelsäure und verdünnte Zusätze, die die Stoffe „fällen“, welche die Zellmasse flüssig machen) in feste Form übergeführt. Über eine Rolle und eine Vorrichtung, welche die einzelnen feinen Fäden vereinigt und zusammendreht, wird das Kunstseidegarn in eine rasch drehende Trommel (Zentrifuge) geleitet und dort von noch anhaftender Spinnbadflüssigkeit (durch die rasche Drehung) befreit und zugleich zu einem Seidenkuchen aufgewickelt. Ein solcher Seidenkuchen enthält 9000 m Kunstseidefaden.

Zur endgültigen Reinigung passiert die Kunstseide weitere Bäder und wird schließlich gebleicht und gefärbt.

b) Kupfer-Kunstseide: Sie ist auch unter dem Namen des Hauptherstellers – der Bemberg A.G., Wuppertal – als Bembergseide bekannt. Man verwendet für ihre Herstellung Linters (die nicht spinnbaren Baumwollfasern), neuerdings damit zusammen auch Zellulose. Die Linters werden nach vorausgegangener Reinigung von Staub, Kapselresten u. dgl. einer besonderen Vorbereitung unterzogen, die im Kochen in Natronlauge und nachherigem Bleichen besteht. Dann werden sie fein zermahlen und darauf mit Kupferhydroxid vermischt. Die Masse wird dann fest gepreßt und von neuem zerfasert, um schließlich in eine Ammoniaklösung eingerührt zu werden. Dabei entsteht die sehr zähflüssige Spinnmasse. Sie wird durch Beifügung verschiedener Ingredienzien auf den gewünschten niedrigen Viskositätsgrad gebracht und dann filtriert, entlüftet und einer Reifung ausgesetzt.

In die Spinnmaschine ist bei diesem Verfahren im Anschluß an die Spinndüse ein „Fälltrichter" eingebaut, den zugleich mit den gesponnenen Fäden mäßig warmes Wasser durchströmt. Dabei werden die Fäden, je nach der Geschwindigkeit des Wassers, mehr oder weniger stark ausgezogen und verfeinert. Zugleich werden sie fest, denn das Wasser entzieht ihnen das Ammoniak und Teile des Kupfers. Infolgedessen kann die Zellulose nicht mehr in Lösung bleiben und erstarrt. Der Rest des Kupfers wird in einem Schwefelsäurebad entfernt. Der weitere Fertigungsprozeß ist der der Viskose-Kunstseide.

c) Azetat-Kunstseide: Man erzeugt sie mitunter aus Zellulose, hauptsächlich aber aus Linters, deren Vorbehandlung bis zur Bleiche dieselbe ist wie beim Kupferseideverfahren. Die solcherweise vorbereitete Baumwollmasse wird mit Eisessig und Essigsäureanhydrid durchtränkt. Dadurch verwandelt sie sich in Azetylzellulose. Da diese aber wenig beständig ist und nicht die erforderlichen mechanischen Eigenschaften besitzt, wird sie weiterhin in die weißflockige sekundäre Azetylzellulose übergeführt, die dann für den Spinnprozeß in der Regel in einer Azeton-Alkohol-Mischung aufgelöst wird. Die Spinnlösung wird filtriert und entlüftet und gewöhnlich nach dem Trockenspinnverfahren verarbeitet. Sie wird bei diesem Verfahren durch Düsen in einen Spinnschacht gespritzt, in dem heiße Luft zirkuliert. In diesem Luftstrom verdunstet das Lösungsmittel der Spinnmasse, so daß auf dem Weg durch den Schacht der Azetylzellulosefaden aus dem flüssigen in den festen Zustand übergeht.

d) Nitrat-Kunstseide: Sie ist (als der früheste, vom Kunstseide-Erfinder Hilaire de Chardonner fabrizierte Kunstseidetyp) von historischem Interesse und hat in der Praxis ihre Bedeutung verloren.

Der Titer der Kunstseide ist die Anzahl Deniers, die 9000 Meter Faden wiegen. Zum Unterschied von der Naturseide ist hier 1 Denier = 1 Gramm. Es ist üblich, mit der Titerzahl der Kunstseidengarne zusammen die Anzahl der Einzelfäden anzugeben. So hat z. B. Kunstseide der Bezeichnung 100/40 einen Titer von 100 Deniers und besteht aus 40 Kapillarfäden, die den Einzeltiter von 2,5 Deniers haben. Bei Kunstseide 150/30 ist der Titer des Gesamtfadens 150, der der Einzelfäden 5 Deniers. Der Einzeltiter der Viskoseseide bewegt sich im allgemeinen zwischen 1 und 6 Deniers.

Eigenschaften der Kunstseide. Der harte, glasige Glanz der Kunstseide wird in sogenannten Mattierungsverfahren beeinträchtigt.

Ebenso war das Knittern der Kunstseide ein Nachteil gegenüber der Naturseide. Durch Imprägnieren der Kunstseide mit Kautschuk, Kunstharz oder ähnlichen plastischen Stoffen gibt man der Kunstseide die nötige Biege-Elastizität.

Durch Tränkung der Kunstseidefaser mit wasserabstoßenden, fettähnlichen Substanzen wird eine größere Naßfestigkeit der Kunstseide erreicht.

Die Reißfestigkeit der Kunstseide ist stark umstritten. Die Azetatkunstseide hat die geringste und die Viskose-Kunstseide hat die größte Reißfestigkeit. Auch die Viskosefaser bleibt aber noch mindestens um ein Drittel hinter der Reißfestigkeit bester Baumwolle und um noch beträchtlich viel mehr hinter derjenigen der Naturseide zurück. Mit einem Einzelfadenquerschnitt von rund 20—30 Tausendstelmillimeter erreicht die Kunstseide in ihren feinsten Typen annähernd die Werte der Seide, der Baumwolle und der besten Wollqualitäten.

Bei der Verarbeitung von Garnen sind folgende Eigenschaften zu beachten: Der Seidenfaden z. B. muß weich und geschmeidig sein. Gutgezwirnte Seide darf beim Nähen nicht ringeln und bei stärkerem Ziehen nicht kurz reißen. Die Echtheit prüft man durch die Verbrennungsprobe. Echte Seide sowie Wolle riechen beim Verbrennen stark nach Horn und verkohlen. Nur Kunstseide und Pflanzenfasern verbrennen bei heller Flamme und hinterlassen nahezu keine Asche.

Hanfgarn muß für die Nähzwecke des Bandagisten frisch und lang sein. Alte Hanffasern sind mürbe und reißen leicht. Zu streng gebleichtes Hanfgarn besitzt nicht genügend Festigkeit. Man prüft die Güte des Hanffadens durch Reißproben. Gutes Hanfgarn muß hörbar reißen.

Stoffe

Das Verarbeiten von Garnen zu Geweben nennt man „Weben". Es erfolgt auf von Hand, von Fuß oder maschinell betriebenen Webstühlen. Dabei werden die Längsfaden (Kette, Aufzug) je nach dem zu erzielenden Muster gehoben und gesenkt und durch den entstehenden Zwischenraum (Fach) die Webespule mit Querfäden (Schuß) hindurchgeschleudert, woraus die kreuzweise Verschlingung (Bindung) entsteht. Bei Dreher- oder Gazegeweben findet außerdem eine Verschlingung oder Verdrehung von Kettenfäden statt.

Rohgewebe sind aber noch nicht verkaufsfähig und noch keine Kleiderstoffe. Erst durch eine mehr oder weniger langwierige Nachbehandlung wird aus dem Gewebe ein tragbarer, gebrauchsfähiger Stoff, wie er vom Verbraucher genannt wird. Hinsichtlich der Stoffart unterscheiden sich die Gewebe

1. nach dem Zweck: Wäschestoff, Hemdenstoff, Kleiderstoff
2. nach dem Faserstoff, aus dem die Garne bestehen: Baumwolle, Leinen, Kunstseide, Zellwolle
3. nach der Garnart: Zwirnstoff, Handgespinst, Kammgarnstoff usw.
4. nach dem Fertigungszustand: Rohgewebe, Druckstoff usw.
5. nach der Oberfläche: Glattgewebe, Reliefgewebe, Rippenstoff usw.
6. nach der Bindung: Musselin, Leinwand, Köper, Satin usw.
7. nach der Dichte: Dichtnessel, Schleierstoff, Spitzenstoff usw.
8. nach dem Gewicht: Leichtgewebe, Schwergewebe.

Die fertigen Gewebe werden in flachen oder runden Wickeln oder Rollen, auch in Ballen in voller Breite oder einmal gefaltet, geliefert. Die Oberseite ist in der Regel nach innen gelegt. Die Breite der Gewebe ist aus technischen Gründen sehr verschieden. Es gibt Webstühle mit 70 cm und solche mit 3 m oder mehr Arbeitsbreite. Wäschestoffe werden allgemein 78—82 cm breit gebracht, schwere Ware 120—130 cm breit.

Durch fachmännische Ausrüstung und Appretur können Stoffe aus geringerem Material hochwertige Eigenschaften erhalten, ohne daß eine Täuschung beabsichtigt wäre. Jedenfalls wird der endgültige Stoffcharakter erst durch das Ausrüsten und Appretieren bestimmt. Ausrüsten bedeutet: Nachbehandeln der Stoffe mit mechanischen oder chemischen Mitteln, die nicht im Stoff verbleiben, wie z. B. Waschen, Bleichen, Färben, Pressen, Dämpfen, Rauhen. Appretieren bedeutet: ein Nachbehandeln der Stoffe mit Mitteln, die im oder am Stoff verbleiben wie Stärke, Leim, Gummi, Fett und dgl. Imprägnieren ist eine Form der Appretur und zwar Tränken mit chemischen Mitteln, um den Widerstand der Stoffe gegen Wasser, Feuer u. dgl. zu erhöhen. Alle Arten von Nachbehandlung, die zur Hebung der Stoffqualitäten dienen, werden auch als „Veredelung" bezeichnet.

Die für Bandagenzwecke vorgesehenen Garne und Stoffe müssen neben einer guten Festigkeit auch farbecht sein und das heißt, sie müssen

luftecht (die Farbe darf sich durch Einwirkung von Sonnenlicht nicht verändern),

wasserecht (die Farbe darf sich durch Einwirkung von Wasser, Feuchtigkeit, Schweiß nicht verändern),

waschecht (die Farbe darf sich beim Waschen einschl. Kochen nicht verändern),

bügelecht (eine Färbung, die sich unter dem Einfluß des heißen Bügeleisens nicht verändert)

sein.

Ihrer Bestimmung gemäß werden an die Bandagenstoffe noch folgende Forderungen gestellt:

> Leichtigkeit, gute Reißfestigkeit trocken und naß, Waschbarkeit auch mit höherer Beanspruchung, helle und reine Farben, möglichst weiß, hellbeige oder hellrosa, Schmiegsamkeit, schweißecht.

Als Faserstoffe kommen in Betracht: Baumwolle, Leinen, Zellwolle, Kunstseide und Naturseide. Um die gewünschte Leichtigkeit und Schmiegsamkeit zu erreichen, müssen möglichst feine Garne verwendet werden.

Wir unterscheiden:

Mittelnessel, mit 24 Katt- und 24 Schußfäden je cm aus Nm 32 (früher Kretonne genannt);

Dichtnessel, mit 27 Katt- und Schußfäden je cm aus Nm 50 (früher Ranforcé genannt);

Leichtnessel, mit 28 Katt- und 27 Schußfäden je cm aus NM 60 bzw. 70 (früher Kattun genannt);

Batist, Leichtnessel gebleicht, größere Feinheit und Dichte;

Makobatist, dieselbe aus ägyptischer Baumwolle;

Seidenbatist, aus feinem, glänzendem, merzerisierten Baumwollgarnen;

Hemdentuch, Mittelnessel gebleicht;

Mull, leichtes, dünn eingestelltes Baumwollgewebe;

Kieler Drell, dichter, haltbarer Baumwolldrell in 5bindigem Kattatlas;

Flanelle, gerauht, in groben und feinen Sorten, teils in Köperbindung (schräg laufende Streifen);

Kalmuk, dicker Flanell mit Doppelschuß, doppelseitig gerauht;

Finette oder Rauhköper sind Hemdenstoffe in Köperbindung;

Feinleinen, Leinenbatist, Linon, empfehlen sich infolge großer Reißfestigkeit, Naßfestigkeit und Glätte, die das Reinigen und Säubern erleichtern und die Aufnahme von Schmutz erschweren; sehr gute Saugkraft für Schweiß usw.;

Halbleinen, bestehen in der Regel in der Kette aus Baumwolle und im Schuß aus Leinengarn;

Köperstoffe, aus starkem Baumwollgarn, appretiert und kalandiert, auch aus Leinengarn mit Köperbindung;

Drelle, leicht, mittel oder schwer aus Leinengarn gut waschbar, widerstandsfähig für Leibbinden und Korsette;

Molton, aus Wolle, weiches, wolliges Futter, friesartig in Leinwand- oder Köperbindung, mit Tuchausrüstung, schwach gewalkt, leicht appretiert;

Barchent, aus Baumwolle, ein- oder doppelseitig gerauhter Baumwollstoff, früher aus Wolle oder Ziegenhaar, jetzt aus Baumwolle, Köperbindung, ein- oder beiderseitig grauht;

Moleskin oder Englischleder, besteht aus fünfbindigem Atlas, weiche Satinbindung, teilweise mit Unterschuß verstärkt, auf der linken Seite gerauht, wildlederähnliches Aussehen, echte Färbung;

Satin, atlasbindiger Stoff, glatt und glänzend aus Baumwolle, Seide oder Wolle, auch als Mischgewebe;

Wollfries ist ein starkes, kräftig gewalktes und beiderseits aufgerauhtes Wollgewebe aus dicken Kett- und Schußfäden bei einer filzähnlichen Decke mit 4–5 mm Stärke. Es findet zum Auspolstern von Lederschäften für Beine vielfache Verwendung.

Schmale Gewebe stellen die Bänder und Gurte dar, die der Bandagist für seine Erzeugnisse braucht. Auch sie werden aus den Kett- und Schußfäden gebildet und sie unterscheiden sich von anderen Geweben dadurch, daß sie schmale Streifen darstellen, deren Bindung, Webart und Zusammensetzung verschieden ist. Die Gurte, bei denen es auf eine große Festigkeit ankommt, bestehen meist aus Doppel- oder Hohlgeweben, in denen zur Erhöhung der Reißfestigkeit Stengel- oder Einlegefäden zwischen Ober- und Untergewebe eingearbeitet werden. Bei den Traggurten wird die Schmiegsamkeit bei großer Stärke besonders durch diese Füllkette erreicht. Bei den Gummigurten wird das Doppel- oder Hohlgewebe meist durch die Bindungsfäden in eine Anzahl feiner nebeneinander verlaufender Schläuche zerlegt, in denen dann die Gummifäden neben den Füllfäden liegen. Als Werkstoffe für die Bänder dienen je nach dem Verwendungszweck Baumwolle, Leinen, selten Wolle, während zu Gurten auch Hanf verarbeitet wird. Neuerdings werden Beimischungen von Perlonfaser angewendet. Bei der Herstellung von Gummigurten werden die Gummifäden blank und auch umsponnen verarbeitet. Es handelt sich dabei meist um Gummifäden in den Stärken 26—48. Der stärkere Faden gewährleistet eine längere Lebensdauer und hat eine größere Dehnung. Der Gummifaden wird wie der Einlagefaden verwebt und verläuft somit in der Kettrichtung. Beim Weben ist er gespannt, weil er ja im Fertigprodukt eine Zugkraft auszuüben hat. In der Regel wird der Gummifaden beim Weben auf die dreifache Länge ausgedehnt.

Der Unterschied zwischen einem Gewebe und einem Gewirke besteht darin, daß das Gewebe — wie beschrieben — aus Kett- und Schußfäden besteht, während das Gewirke aus Maschen, d. h. aus Fadenverschlingungen, die in ihrer Form einem symmetrischen Doppel-S (Ω) ähnlich sind. Diese Fadenverschlingung ermöglicht ein Verziehen der Gewirke nach allen Richtungen hin und ist die Ursache ihrer hohen Dehnbarkeit. Man unterscheidet bei den Gewirken drei Hauptarten:

1. bei einem Gewirke wird ein einziger Faden benutzt, der sich immer wieder mit sich selbst verschlingt,
2. bei einer anderen Art ist wie beim Weben eine Kette vorhanden, deren einzelne Fäden miteinander verschlungen sind (Ketten- und Kulierwaren),
3. die Strickwaren, bei denen der Strickfaden einzeln durch jede Masche der letzten Reihe der fertigen Waren durchgezogen und zur neuen Masche verarbeitet wird.

Zu der letzten Gruppe gehören die Stumpfstrümpfe, die Trikotschlauchbinden und auch die Gummistrümpfe.

Gummistrümpfe haben nach Dr. Prieß folgende Zweckbestimmung:

> „Sie werden verwendet zur Behandlung krankhaft erweiterter Blutgefäße, der Krampfadern. Mit Hilfe der Gummistrümpfe soll eine dehnungsfähige Umschnürung des erkrankten Körperteiles erzielt, und die an der Oberfläche liegenden erweiterten Venen sollen zusammengepreßt und blutleer gemacht werden. Hierdurch wird erreicht, daß der venöse Blutstrom in die tiefen Venen gelangt, wo er durch das Muskelspiel und die intakten Venenklappen wesentlich bessere Rückstrombedingungen vorfindet als an der Oberfläche.“

Es ergibt sich daraus, daß der Gummistrumpf aus einem schmiegsamen, dehnbaren Gewirk bestehen muß, daß sich der Körperform genau anpaßt. Die verarbeiteten Gummifäden müssen die Gewähr dafür bieten, daß der Zug, der für das Zusammenpressen der Venen erforderlich ist, möglichst lange erhalten bleibt. Die Technik hat auch in der Herstellung der Gummistrümpfe verschiedene Neuerungen erreicht und neben den früheren Qualitäten „Zwirn“ und „Viktoria“ sehen wir Strümpfe mit und ohne Naht in Ein- und Doppelzugqualität aus den verschiedenen Garnen auf dem Markt. Man verarbeitet Baumwoll-, Seiden-, Kunstseiden-Perlon- und Mischgarne je nach dem Grade der Feinheit des Gewirkes. Besonders wichtig ist dabei natürlich der zu verarbeitende Gummifaden, der hauptsächlich ein Rundfaden ist und durch Düsenpressung gewonnen wird. Als Rohstoff kommen Para- und Plantagengummi in Betracht, die nach gründlichem Waschprozeß in Benzin aufgelöst, mit Schwefel vermischt und zu einem Brei verrührt werden. Das Auspressen geschieht aus feinen Düsen. Der dann vulkanisierte Faden (Rundfaden) wird doppelt umsponnen, zuerst einmal linksherum mit einem einfachen schwächeren Garn, dem sogenannten Unterfaden und dann nochmals rechtsherum mit einem stärkeren gezwirnten Faden (Oberfaden). Während des Umspinnens wird der Gummifaden stark ausgedehnt, um den anzustrebenden Zug zu erreichen. In der Regel rechnet man auch hier mit einer dreifachen Länge seiner Ausdehnung. Die Umspinnung des Gummifaden muß so dicht sein, daß beim Ausdehnen des fertigen Strumpfes der Gummi nicht sichtbar wird, denn sie hat den Zweck, daß der Gummi nicht unmittelbar mit der Körperhaut in Berührung gelangt. Ferner soll sie verhindern, daß der Gummi durch Reibung oder Druck oder auch durch Körperschweiß leidet. Die Form des Strumpfes wird während des Strickens durch besondere Arbeitsvorgänge, wie Abnehmen, Mindern, Zunehmen, Abwerfen von Maschen und Wiederaufstoßen von solchen usw. erreicht. Die Gummistrümpfe werden in gebräuchlichen Größen nach einem besonderen Maßschema in den Handel gebracht. Soweit diese Größen nicht ausreichen, wird Anfertigung nach Maß vorgenommen. Es ist zweckmäßig, die Maßnahme frühmorgens zu nehmen, da nach der Nachtruhe das Bein am wenigsten geschwollen ist. Nach den genommenen Maßen werden die Gummistrümpfe angefertigt, wobei mit einem Zug von 10–15% gerechnet wird, den der fertige Strumpf ausüben soll. Diese Zugmaße werden vom Fabrikanten berücksichtigt.

b) Filze

Dieser Werkstoff wird in den verschiedensten Ausführungsformen verarbeitet; so werden im Orthopädiemechaniker-Handwerk insbesondere:

Polsterfilze — Sattelfilze — Garnierfilze — Blockfilze

gebraucht. Hinsichtlich des Materials unterscheidet man:

Wollfilze — Wollhaarfilze — und Haarfilze.

Der hauptsächlichste und maßgeblichste Vorgang in der Herstellung des Filzes ist das Verfilzen der Wolle bzw. der Haare, was ein geeignetes Rohmaterial, das man als „verfilzungs- oder walkfähig“ bezeichnet, voraussetzt. Einer sorgfältigen Auswahl der Rohstoffe entspricht auch die sorgfältige Vorbereitung der Filzfabrikation.

Für einen homogenen und gleichmäßigen Filz ist zunächst die Ausmerzung aller Fremdkörper und eine gleichmäßige Anordnung und Verteilung aller Faserstoffe erforderlich. Alle nach dem Waschen noch vorhandenen Fremdkörper, wie Kletten,

Holzstückchen, erdige Bestandteile und Pech (vom Zeichnen der Schafe) müssen mechanisch — teils in Handarbeit — entfernt werden. Durch Mischen und Wolfen geschieht die Vergleichmäßigung, wobei für die Auswahl der zu mischenden Wollsorten der Endzweck des herzustellenden Filzes bestimmend ist. Nach diesen Arbeitsgängen sind die Fasern noch in Klümpchen zusammengeballt, aus denen sie gelöst werden müssen. Eine wirre Lage der Fasern erleichtert die nachträgliche innige Verbindung beim Filzen und Walken. Es folgt das Krempeln und Legen oder Rupfen der Rohware, dem sich dann die Hauptarbeit, d. i. die Erzielung des innigen Faserverbandes, das Filzen und das Walken (in zwei Arbeitsgängen) anschließt.

Das Filzen geschieht im warmen und feuchten Zustande, zu welchem Zwecke die rohen Filzscheiben und Platten (Vliese) in Leinenstoff eingeschlagen und auf gelochte Tische aufgelegt werden, in die von unten Dampf einströmt. Das Werkstück kommt dann in die Filzmaschine, in der es zwischen zwei Eisenplatten, die in gegenläufige rüttelnde Bewegung versetzt werden, unter Belastung bearbeitet wird. Der Druck und die Dauer dieser Bearbeitung werden für den jeweiligen Zweck erfahrungsgemäß festgesetzt. Bei dieser Arbeit krampfen die Fasern ineinander, nähern und verschlingern sich so fest, daß die Dicke der Platten oder Scheiben sich nach kurzer Zeit verringert, die Größe und Form derselben aber erhalten bleiben.

Die endgültige Festigkeit erhält der Filz dann durch das Walken, wozu der einfache Druck nicht mehr ausreicht, sondern eine allseitige drückende oder stauchende Bewegung unter hoher Kraftanwendung und mit stoßartig wirkenden Maschinen erforderlich ist. Hierzu dient die Hammer-, Kurbel- oder Lochwalke, in der mittels Kurbeln bewegte Hämmer die eingelegten Werkstücke gegen die Wand des Troges pressen und zufolge der eigentümlichen Formen derselben umwälzen. Die allseitige Bearbeitung des Filzes beim Walken bewirkt ein Eingehen, das sich hauptsächlich auf die Länge und Breite erstreckt. Ist der Filz fertiggestellt, d. h. hat er den gewünschten Festigkeitsgrad erreicht, wird er „ausgeschleudert" und in Trockenkammern getrocknet. Die Nacharbeiten bestehen in der Fertigbearbeitung, die den Filzen ein schönes Aussehen und eine noch größere Festigkeit verleihen soll, als es durch das Walken zu erreichen ist. Die Gebrauchsform erhält der Filz durch Abdrehen, Beschneiden, Schleifen oder Egalisieren, je nachdem, ob er in Platten oder Scheibenform vorliegt. Um die Dichte oder Festigkeit zu erhöhen, wird er in einer Plattenpresse oder in einem Walkkalander verdichtet.

Die Eigenschaften des Filzes werden durch seine Rohstoffe bestimmt. Aus der Darstellung des Fertigganges ergibt sich, daß die natürlichen Eigenschaften des Rohstoffes bis zum Fertigfabrikat erhalten bleiben müssen und eine äußerst genaue Gleichmäßigkeit des Filzes erzielt werden muß. Ebenso wichtig ist dabei die Festigkeit des Filzes. Eine weitere Eigenschaft ist die Farbe des Filzes. Eine reinweiße Wolle bzw. Haare von Natur aus gibt es nicht. Auch die „rohweiße" Wolle hat immer einen Schein ins Gelbliche, der auch durch das Waschen nicht vollständig beseitigt werden kann. Dieser Gelbton ist kein Nachteil, sondern ein Kennzeichen der Güte, da eine reinweiße (also nicht gelblich-weiße) Farbe nur naturkranken Fasern bzw. Wollen und Haaren von kranken Tieren zukommt. Dem Wunsche des Verbrauchers nachkommend, bleicht man die Wolle bzw. den Filz, was aber immer auf Kosten der Elastizität, Weichheit und Geschmeidigkeit geht, denn die Wolle kann nur mit kräftig wirkenden Bleichmitteln, wie Wasserstoffsuperoxyd, Natriumsuperoxyd, Natriumsuperborat u. dgl. bis zu einem hohen Weißgrad gebleicht werden. Es empfiehlt sich deshalb, die Filze möglichst in der Naturfarbe zu verwenden, in der sie auch ihre unverminderte Gebrauchsfähigkeit besitzen. Die Naturfarbe ist eine Mischfarbe, denn die Haare der Tiere haben ebenfalls verschiedene Farbtöne (gelb, rötlich, braun, grau und schwarz), die zur Erzielung einer gleichmäßigen Qualität miteinander gemischt werden. Hierzu sei noch erwähnt, daß nur Wolle und Haare von gesunden Tieren zu verwenden sind. Gerberwolle und Hautwolle ist nur in beschränktem Maße zugelassen. Die Festigkeit ist nur durch die beschriebene Verfilzung unter Anwendung von Dampf oder heißem Wasser zu erhalten. Leim und andere Bindemittel bzw. Appreturmittel dürfen nicht enthalten sein, weil sie den Filz hart und spröde machen, also die wertvollen, natürlichen Eigenschaften des Rohstoffes verdecken bzw. unwirksam machen. Die wertvollste Eigenschaft ist die Elastizität, die unbedingt erhalten bleiben muß.

Wie aus der Darstellung der Fertigung des Filzes hervorgeht, bewirkt man den Faserverband allmählich und hauptsächlich in drei Arbeitsstufen: das Filzen, das Walken und — wenn erforderlich — das Pressen. Nach der allgemein gültigen Erklärung, daß durch das Verfilzen die Fasern sich so fest miteinander verschlingen, daß sie sich eher zerreißen, als voneinander abziehen lassen, ist die Festigkeit eine Funktion des Verfilzungsgrades. Je nach dem Härtegrad (Festigkeit) ergibt sich das spezifische Gewicht. Die handelsübliche Qualität A hat die geringste Festigkeit mit einem spezifischen Gewicht von 0,08 aufzuweisen, während die Qualität K 0,64—0,68 zu verzeichnen hat.

c) Panplast

Panplast ist als Werkstoff ein imprägniertes Textilvlies, dessen Herstellung bis zur Imprägnierung ähnlich der des Filzes vor sich geht. Dabei ist wichtig, daß nach sorgfältiger Auswahl und gleichmäßiger Krempelung des Fasermaterials bestimmte Temperaturen, Zeiten und Chemikalien bei den nachfolgenden Filz-, Walk- und Waschvorgängen eingehalten werden. Neben dem für die Verfilzung unerläßlichen Gehalt an natürlicher Schafwolle als Fasergrundlage kann das Vlies auch Kaseinwolle und geeignete pflanzliche und synthetische Fasern enthalten.

Die Imprägnierung ist die zweite Stufe des Herstellungsverfahrens und vollzieht sich in einem stetigen kombinierten Tauch- und Walzverfahren mit anschließender Heißlufttrocknung, wobei die zur Herstellung der Imprägnierungsmasse gebrauchten Lösungsmittel zurückgewonnen werden. Wichtig dabei ist, daß die Zähigkeit der Imprägnierungsmasse einerseits, die doppelte mechanische Bearbeitung andererseits, so auf das Vlies abgestimmt sind, daß wohl im Interesse der Schweißbeständigkeit die einzelne Faser vollständig umhüllt ist, aber im Interesse der Porosität doch keine Verklebung der Fasern untereinander eintritt. Die Imprägnierung ist aufgebaut auf Nitrozellulose und Kunstharz mit Zuschlägen von Weichmacher und Füllstoffen. Rein äußerlich betrachtet, ist von der Imprägnierung nichts anderes wahrzunehmen, als daß aus dem weichen Vlies eine harte Platte geworden ist.

Panplast ist in Form von Platten von 75×100 cm Größe und verschiedenen Dicken erhältlich. Es zeichnet sich durch folgende Eigenschaften günstig aus.

1. Geringes Gewicht (0,5–0,6 kg [dm^3]).
2. Große Porosität in Verbindung mit Durchlässigkeit auch für feuchte Ausdünstungen und mit guter Wärmeschutzwirkung.
3. Form- und Schweißbeständigkeit.
4. Hygienisch einwandfreie Zusammensetzung.
5. günstige Verarbeitungseigenschaften.

Wie Walkleder zur Formgebung mit Wasser gequollen wird, erfährt Panplast dieserhalb eine Vorbehandlung durch 3–4 stündiges Dünsten in Lösungsmitteldämpfen. Es wird dabei vollkommen plastisch und spannungslos. Die ihm im erweichten Zustand gegebene Form behält es beim Trocknen bei.

Panplast eignet sich besonders für Einsteckschäfte, Aufsatztrichter, Innentrichter, Kunstarme, Hülsen für Apparate, Korrekturkorsetts und andere orthopädische Hilfsmittel.

(Hersteller: Kepec – Chemische Fabrik G. b. b. H., Siegburg.)

7. Kunststoffe

a) Allgemeines

Wenn von Kunststoffen gesprochen wird, meinen manche Menschen, es handle sich dabei um Ersatzstoffe, wie wir sie während des Krieges kennengelernt haben. Diese Auffassung ist vollkommen irrig, denn die Kunststoffe sind heute ein wesentlicher Teil der neuen deutschen Werkstoffe, die unser Wirtschaftsleben stark befruchten. In Amerika hat sich die Kunststofftechnik nach dem letzten Kriege in einem Maße entwickelt, die uns Deutsche in Erstaunen setzte. Dabei brauchen wir durchaus nicht neidisch zu sein, denn unsere deutschen Chemiker und Wissenschaftler waren nicht untätig, und die Ergebnisse ihrer Arbeiten sehen wir überall in den vielen zum täglichen Leben gehörenden Gebrauchsgegenständen.

Was sind Kunststoffe? Die Kunststoffe sind Ergebnisse einer chemischen Umwandlung von Ursprungsstoffen, die uns die Natur zur Verfügung stellt. Solche Naturstoffe sind: Kautschuk, Zellulose, Öle, Harze und Kasein, auch Blut, Knochen und Häute. In der Umformung solcher Stoffe hatten England und Amerika die Führung, zumal diesen beiden Ländern diese Rohstoffe in jeder Menge frei zur Verfügung standen. In Deutschland mußte man dagegen auf andere Stoffe zurückgreifen; hier sind es Holz, Kohle und Kalk, die als Ausgangsstoffe in der Kunststofftechnik verwendet werden.

Die Zeit gebietet heute auch im Handwerk die Verwendung und Verwertung von Kunststoffen, so daß es nötig ist, sich mit ihren Eigenschaften vertraut zu machen. Allerdings kann man nicht verlangen, daß nun der Handwerker auch ein Chemiker wird, um dieses Material für die Be- und Verarbeitung genauestens zu kennen. Er muß sich ganz und gar auf den Chemiker verlassen, der ihm den Kunststoff liefert, denn dieses Gebiet ist so unerschöpflich, daß sich selbst der wissenschaftliche Chemiker auf ein bestimmtes Aufgabengebiet konzentrieren muß.

Schon vor Jahren — während des letzten Krieges — ist darüber geschrieben worden, daß die neuen Kunststoffe auch auf dem Gebiete der Orthopädietechnik mehr Verwendung finden. Daß dies der Fall ist, wissen wir aus den Erfahrungen der letzten Jahre. Auch gegenwärtig ist man bemüht, sich der Vorteile der Kunststoffe zu bedienen. Diese sind:

a) geringes Gewicht,
b) leichte Verformung nach Erwärmung,
c) Erhärtung beim Erkalten in der neuen Form.

In den folgenden Abschnitten werden die verschiedenen Kunststoffe beschrieben, wie sie bereits im Orthopädiemechaniker- und Bandagisten-Handwerk angewendet und verwertet werden. Die Liste der für unsere Zwecke geeigneten Kunststoffe ist nicht vollständig, denn in den verschiedenen Fachfirmen werden für die verschiedenen Zwecke Versuche mit Kunststoffen gemacht und solche auch angewendet, ohne daß sie nach außen bekannt werden. In allen Fällen ist aber jedem Fachkollegen zu empfehlen, sich vorher mit einem Chemiker über alle einschlägigen Fragen zu unterhalten und auch bei Forschungen und Versuchen dessen Rat und Unterstützung einzuholen, denn die chemischen Vorgänge eines Stoffes sind so vielseitig und schwierig, daß der Außenstehende sie in keiner Weise zu beurteilen vermag

Kunstharz-Werkstoffe

Die Kunstharzwerkstoffe wurden früher hauptsächlich in der Elektroindustrie benutzt. Ihre Anwendung hat sich aber inzwischen auf viele andere Industriezweige ausgedehnt und noch läßt sich nicht absehen, ob und inwieweit eine Verwendung dieser hochentwickelten Werkstoffe zunächst möglich sein wird, da es sowohl an den zu ihrer Herstellung benötigten Rohstoffen mangelt als auch an Fabriken zur Erzeugung von Halbfabrikaten (Stangen, Rohre, Profile, Platten). Leider macht es eine verwirrende Namengebung dem Facharbeiter schwer, sich in diesem Gebiet schnell zurechtzufinden. Es ist jedoch bereits mit einer Ordnung der Werkstoffe durch Typisierung und Normung nach ihrer Zusammensetzung und ihren Eigenschaften begonnen worden.

Die Typisierung geschieht durch Buchstaben und Nummern, z. B. wird mit dem Buchstaben S ein Werkstoff bezeichnet, dessen Hauptbestandteile Phenolharz und Holzmehl sind; der Werkstoff T_2 besteht in der Hauptsache aus Phenolharz und Textilgewebeschnitzeln, T_3 aus Phenolharz und Textilgewebebahnen. Nachstehend bringe ich in einer kurzen Übersicht einen Einblick in das Gebiet derjenigen Werkstoffe, die hauptsächlich im Maschinen- und Apparatebau Verwendung finden und die möglicherweise auch in unserem Handwerk einmal angewendet werden können.

Ihre Hauptbestandteile sind ein auf künstlichem Wege gewonnenes Harz und ein Füllstoff oder Harzträger.

Als Harze kommen besonders zur Verwendung:

a) Phenolharz (Phenole, auch Karbolsäure genannt), wird aus Steinkohlen-, Braunkohlen- und Holzteer gewonnen und wird neben anderer Verwertung auch für Kunstharze verwendet.

b) Harnstoff-Karbamid sind farblose Kristalle, im Harn von Mensch und Säugetier als Endprodukt der Eiweißspaltung, wird als erstes künstliches Produkt eines Lebensvorganes technisch aus Kohlensäure und Ammoniak nach Bosch-Meißer (1916) hergestellt.

Als Harzträger werden körnige, faserige oder gewebeartige Stoffe verwendet. Nebenbestandteile können Metalloxyde, Stearinsäure und Farbe sein. Alle Einzelstoffe werden innig vermischt und durch Pressung festverbunden. Deshalb nennt man die neu entstandenen Stoffe auch Preßstoffe. Andere Kunststoffe lassen sich auch gießen, ziehen oder spritzen. Man unterscheidet:

1. härtbare Erzeugnisse = sogenannte chemoplastische Kunstharze (Bakelite, Pollopas);
2. nicht härtbare Erzeugnisse = sogenannte thermoplastische Kunstharze (Vulkanfiber, Zelluloid, Trolit-Zelluloseerzeugnis, Plexiglas, Styroflex).

Bei den härtbaren Preßstoffen ist es wichtig, zu wissen, ob der Werkstoff nicht geschichtet oder geschichtet ist, weil hiervon die Festigkeit abhängig ist. Die nichtgeschichteten Preßstoffe enthalten Füllstoff in Korn-, Faser-, oder Schnitzelform. Die geschichteten Preßstoffe haben Füllstoffe in Form von übereinandergeschichteten Gewebe- oder Papierlagen.

Harz	Füllstoff	Type	Festigkeit	Anwendung
	A. Nicht geschichtete Kunstharzpreßstoffe:			
Phenolharz	Gesteinsmehl	1_1	gering	nur Isolierstoff
	Asbestfaser	1_2	höher als 1_1	
	Asbestschnur	1_3		
	Holzmehl	S	höchste Druckfestigkeit von allen Preßstoffen	Isolier- u. Baustoff
	Papierflocken, Papiergarn	Z 1_1	höhere Kerbzähigkeit als S und K	
	Papierschnitzel	Z 2		
Harnstoffharze	Holzmehl Strohmehl Papierfasern	K K K	etwas höher als 1_1 und 1_2, aber geringer als die sonstigen Phenolharze	Haushaltgegenstände, Fernsprechgeräte

Harz	Füllstoff	Type	Festigkeit	Anwendung
	B. Geschichtete Kunstharzpreßstoffe			
	Baumwollgewebe	T_3	höchste Festigkeit	Baustoffe
Phenolharz	Papierbahnen	Z_3		
	Zellstoffpappe	Z_3		

Danach ist ersichtlich, daß die Festigkeit zum Teil von der Art und Form des Füllstoffes (Korn, Faser, Schnur, Gewebe) und auch von der Menge des Füllstoffes abhängig ist.

b) Kunstleder

Kunstleder sind:

1. Gewebe oder filzartige Stoffe aus pflanzlicher, tierischer oder sonstiger Faser, die lederähnliche Eigenschaften haben oder nachahmen und einen wasserbeständigen Überzug auf der Grundlage von Zellulosederivaten, z. B. Nitrozellulose, tragen. Die Lederähnlichkeit wird meist durch Prägung von Narbenmustern bewirkt.
2. Pappen mit lederähnlichen Eigenschaften, die mindestens 40 Gewichtsprozent Ledersubstanz enthalten. Schuh-Absatzpappen, wenn sie mindestens 65% Ledersubstanz enthalten.

In früheren Jahren wurde das Kunstleder auf Emulsions- oder Nitrobasis hergestellt. Seit mehreren Jahren hat sich das PVC-Kunstleder wegen seiner Vorzüge gut eingeführt.

Der Rohstoff PVC = Polyvinchlorid, auch unter dem Namen „Igelit“ bekannt, wird aus einer Verbindung von Azetylen und Salzsäure gewonnen und fällt als weißes Pulver ab. Dieses Pulver wird durch Zusätze von öligen Weichmachern und Farbstoffen zu Pasten gemischt und auf das Gewebe solange aufgetragen — und zwar durch sogenannte Streichmaschinen — bis die vorgesehene Beschichtungsstärke erreicht ist. Ein anschließender Gelationsprozeß bei einer Temperatur von zirka 160/170° C läßt den Film gelatieren. In diesen weichen Film drückt die Prägewalze die jeweils gewünschten Narben. Kaltwalzen lassen daraufhin den Film erstarren. Das Kunstleder ist fertig und kann zu Polsterungen von Verkehrsfahrzeugen, Sitzmöbeln, Türen und Wänden, für Raumgestaltung, für Wetter- und Schutzbekleidung sowie in der Orthopädie zur Belederung von Krücken und auch anderer orthopädischer Behelfe verwendet werden. PVC-Kunstleder ist kälte- und wärmebeständig, fast unbeschränkt knickfest, säure- und fettbeständig, sowie farbecht und wetterfest und in vielen Fällen des täglichen Gebrauches strapazierfähiger und geeigneter als Naturleder. Bei Verschmutzung kann es ohne weiteres mit klarem Wasser oder einer Seifenlauge abgewaschen werden und wirkt alsdann wieder wie neu.

Für orthopädische Zwecke kann es nur da verwendet werden, wo es nicht in ständige direkte Berührung mit der menschlichen Haut kommt. Durch diese direkte Verbindung wird das Kunstleder durch einen chemischen Vorgang ausgelaugt und brüchig. Irgendwelche Hautreizungen treten dabei nicht auf. Als Bezugsleder für Sitz- und Rückenrahmen sowie für Untersuchungscouch, Fahrstühle, Krankenwagen, Operationstische dürfte es gegenüber Naturleder wesentlich geeigneter sein, da es sich fett- und blutabweisend verhält und — ohne daß der Film leidet — mit Wasser unter Verwendung der üblichen Feinwaschmittel abgewaschen werden kann, so daß es stets hygienisch einwandfrei ist.

Die Prüfung von Kunstleder erstreckt sich:

a) auf Feststellung des Quadratmetergewichtes (DIN 53352).
Das Quadratmetergewicht ist der Quotient aus Gewicht und Fläche einer Probe und wird in g/m^2 angegeben.

b) Auf Bestimmung der Dicke (DIN 53353).
Unter der Dicke des Kunstleders versteht man die Gebrauchsdicke, d. h. der nach dieser Norm ermittelte Abstand zwischen den begrenzten Oberflächen einer Probe. Die Dicke wird in mm angegeben.

c) Auf Zugfestigkeit und Bruchdehnung (DIN 53354).
Die Zugfestigkeit ist die bis zum Bruch der auf Zug beanspruchten Probe auftretende höchste Belastung, bezogen auf die ursprüngliche Breite der Probe und wird in kg je cm Breite angegeben.
Bruchdehnung ist die bis zum Bruch der Probe eintretende Längenzunahme im Verhältnis zur Meßlänge. Als Meßlänge gilt die freie Einspannlänge zwischen den Einspannbacken der Zugprüfmaschine.
Die Bruchdehnung wird angegeben in % der Meßlänge.

d) Auf Stichausreißwiderstand (DIN 53355).
Der Stichausreißwiderstand ist die bis zum Ausreißen auftretende höchste Belastung, wenn unter bestimmten Bedingungen ein nahe dem Proberand angebrachtes Loch mittels eines durchgesteckten Dornes ausgerissen wird.
Der Stichausreißwiderstand wird in kg angegeben.

e) Auf Feststellung des Weiterreißwiderstandes (DIN 53356).
Der Weiterreißwiderstand ist die Kraft, die erforderlich ist, um eine an einer Kante eingeschnittene Probe weiterzureißen.
Der Weiterreißwiderstand wird in kg angegeben.

f) Auf Haftfestigkeit der Schichten (DIN 53357).
Die Haftfestigkeit ist die Kraft, die erforderlich ist, um die Schichten einer geschichteten Gewebekunstleders oder bei einschichtigem Kunstleder Deckschicht und Gewebe unter bestimmten Bedingungen von einander zu trennen, bezogen auf die Probenbreite.
Die Haftfestigkeit der Schichten wird in kg/cm angegeben.

c) Vulkanfiber

Vulkanfiber wird aus Papier (reine Baumwoll-Lumpen, hochwertiger Zellstoff oder Gemisch aus beiden) hergestellt, das durch Behandlung mit Chlorzinklauge oder auch Schwefelsäure bestimmter Konzentration chemisch angequollen wird.

Zur Plattenherstellung werden die gequollenen Papierbahnen auf einer großen Eisenwalze aufeinandergewickelt und dabei durch eine zweite Walze stark aufeinandergedrückt, so daß sie zu einer einheitlichen Masse verschweißen. Wenn die Auflage die gewünschte Plattendicke hat, wird sie von der Eisenwalze gelöst, als Platte ausgebreitet und auf Handelsgröße zugeschnitten. Anschließend werden die Platten so lange gewässert, bis die Quellflüssigkeit vollständig entfernt ist. Die Wässerung erfordert z. B. bei 2 mm starken Platten 2–3 Wochen, bei 20 mm Plattenstärke 10 Monate. Die getrockneten Platten werden in Heißprozessen gerichtet und zwischen Walzen geglättet (kalandiert).

Rohre bis 40 mm Stärke werden entsprechend durch Wickeln hergestellt. Dünnes Vulkanfiber (vegetabilisches Pergament) bis 0,6 mm Stärke wird aus einer Papierschicht kontinuierlich erzeugt.

Vulkanfiber kann in dünnen Stärken ohne Vorbehandlung, falls erforderlich nach Anfeuchten, von Hand auf Blechbiegemaschine, aber auch auf Heißbiegemaschinen, gebogen werden, gegebenenfalls nach Erweichung in kaltem oder heißem Wasser. Gedämpftes Material kann gedrückt und gezogen werden (Prägungen, Narben, Rändeln, Vertiefungen).

Lackieren von Vulkanfiber mit Nitrolacken oder Azetatlacken ist möglich.

Vulkanfiber ist lieferbar in grau, rot, weiß und schwarz. Spezifisches Gewicht: 1,20–1,45. Gegen Benzin, Benzol, Alkohol, Ester beständig, ebenso gegen schwache Säuren und Laugen. Vulkanfiber ist der mechanisch festeste Kunststoff. Verarbeitung auch spanabhebend, fräsen, sägen, also wie bei Holz. Dabei ist die Schichtung des Vulkanfibers zu beachten, denn Stäbe dürfen niemals zu Ringen, Scheiben oder dünnen Buchsen verwendet werden. Solche müssen immer aus Platten gefertigt werden, so daß die Schichtung des Werkstoffes senkrecht zur Mittelachse verläuft.

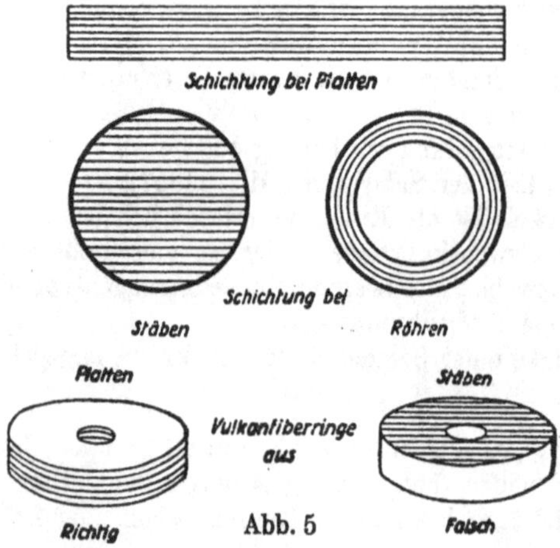

Abb. 5

Physikalische Werte für Vulkanfiber

Spezifisches Gewicht	1,1–1,4
Zugfestigkeit in Längsrichtung	800–1200 kg/qcm
Zugfestigkeit in Querrichtung	500– 800 kg/qcm
Druckfestigkeit senkrecht zur Oberfläche	etwa 3000 kg/qcm
Biegefestigkeit	800–1300 kg/qcm
Schlagbiegefestigkeit	120– 190 cmkg/qcm
Brinellhärte	800–1400 kg/qcm
Durchschlagfestigkeit pro mm Stärke	
Platten bis 5 mm stark	3000 Volt pro mm
Platten von 5–10 mm stark	2000 Volt pro mm
Platten über 10 mm stark	1000 Volt pro mm
Isolationswiderstand im Innern	
Platten bis 4 mm Stärke	1000 Megohm
Platten über 4 mm Stärke	500 Megohm
Rohre	500 Megohm
Verhalten gegen Gase	undurchlässig
Verhalten gegen Öle, Benzin, Benzol, Alkohole, Äther und alle anderen organischen Lösungsmittel	beständig
Brennbarkeit	gering
Wärmebeständigkeit in Martensgraden	70–90

d) Arcophor

Unter dem gesetzlich geschützten Namen „Arcophor“ wird seit 1931 ein Werkstoff für orthopädische Zwecke hergestellt, der unter Verwendung von 40–50 Zellulose- und Gewebeschichten (je nach Stärke des Materials) unter Einwirkung großer Hitze und sehr hohen Drucks und bei ausschließlicher Verarbeitung härtbarer Phenolharze zu einem Material verpreßt wird, daß den höchsten Anforderungen gerecht wird und bruchsicher und vor allem formbeständig ist.

Dieses Kunstharz ist leicht und enorm haltbar, leicht federnd und unempfindlich gegen Fußschweiß und Feuchtigkeit. Es wird zur Herstellung von Fußstützen (Einlagen) verwendet. Zu diesem Zweck wird es vom Hersteller in Form von Rohlingen angeliefert. Dieser Rohling läßt sich ohne weiteres schleifen und feilen. Die plastische Formgebung der Einlage wird mit einer kleinen Spindelpresse und den dazugehörigen Formenbolzen erzielt.

(Hersteller: Arcophor K.G. Herbert Zscherp, Eppstein im Taunus.)

e) Plexidur*)

Auf Grund von langjährigen Versuchen hat sich Plexidur als Kunststoff sehr gut in der Orthopädietechnik eingeführt.

*) Plexidur und Plexiglas – sind als Wort- und Bildzeichen der Röhm & Haas G.m.b.H. Darmstadt gesetzlich geschützt.

Plexidur, ein Mischpolymerisat auf Acrylbasis, ist ein klar durchsichtiger Werkstoff mit einer leicht gelb-bräunlichen Eigenfarbe. Sein spezifisches Gewicht beträgt 1,17. Die mechanischen Eigenschaften sind:

Wichte	g/cm^3	1,17
Zugfestigkeit	kg/cm^2	1000
Bruchdehnung	%	20–30
Dehnung nach dem Bruch	%	etwa 7
Dauerfestigkeit (5000–8000 Std.)		
glatter Stab	kg/cm^2	400
gekerbter Stab	kg/cm^2	400
Biegefestigkeit	kg/cm^2	1600
Elastizitätsmodul (durch Biegung)	kg/cm^2	45000
Schlagzähigkeit	$cmkg/cm^2$	55
Formbeständigkeit nach Vicat	°C	95
Kugeldruckhärte VDE		
5/50/10	kg/cm^2	1950
5/50/60	kg/cm^2	1800
Vickershärte (150 g 15")	kg/cm^2	2150

bei einer Prüftemperatur von + 20 C.

Für die Verwendung dieses Kunststoffes in der Orthopädie sind die guten Festigkeitswerte besonders wichtig. Sie ermöglichen eine hohe Belastung ohne wesentliche Deformation. Hinzu kommt, daß Plexidur selbst nach langdauernden, stärkeren Formänderungen in seine Ausgangslage zurückfedert, was für die orthopädischen Zwecke von großem Interesse ist.

Die besonderen Vorteile von Plexidur liegen in der einfachen mechanischen Bearbeitung – vor allem aber in der spanlosen Formbarkeit –, zum anderen auch in der Sauberkeit und Hygiene. Verdünnte Säuren und Laugen sowie die meisten Lösungsmittel greifen Plexidur nicht an, so daß mit Korrosionserscheinungen – wie beim Leichtmetall – nicht zu rechnen ist.

Im Orthopädiehandwerk wird Plexidur hauptsächlich zur Herstellung von Einlagen verwendet. Hierzu wird das Material entweder in Tafeln oder auch in flachen Rohlingen bereitgestellt.

Die spangebende Bearbeitung läßt sich rasch und leicht durchführen, wenn geeignete Maschinen und Werkzeuge Verwendung finden. Im allgemeinen sind die in der Holzbearbeitung üblichen Maschinen brauchbar, wenn sie hochtourig sind. Der Vorschub der entsprechenden Schneidewerkzeuge ist so zu regeln, daß kein Verschmieren auftritt. Zu empfehlen ist Kühlung mit Bohremulsion bzw. Wasser. Aus gesundheitlichen Gründen ist auf ein gutes Abführen der bei der Bearbeitung entstehenden Dämpfe zu achten.

Für das Aussägen der Rohlinge sind Band- oder Dekupiersägen geeignet. Gute Schnittflächen erhält man bei Verwendung von Sägebändern von 0,4 bis 0,5 mm

Dicke, 10 bis 12 mm Breite sowie 2 bis 2,5 mm Zahnabstand. Ein Schränken der Säge ist nicht erforderlich.

Die Ränder der Einlagen sollten möglichst abgeschrägt oder abgerundet werden. Hierzu bearbeitet man sie zweckmäßig mittels geeigneten Formfräsern auf hochtourigen Maschinen.

Die Kerbempfindlichkeit des Materials verlangt in jedem Falle eine Nachbearbeitung durch Schleifen, durch das am besten die Beseitigung von Randkerben möglich ist. Dies kann mittels Bandschleifmaschine oder auch von Hand vorgenommen werden. Zum Vorschleifen ist Wasserschleifpapier mit Körnung Nr. 320 brauchbar. Zum Nachschleifen empfiehlt sich Körnung Nr. 400. Wenn die Ränder gut geschliffen sind, ist ein anschließendes Polieren überflüssig. Es kommt nicht darauf an, daß die Ränder glänzend sind und wie poliert aussehen. Notwendig ist, daß auch kleinste, dem Auge kaum erkennbare Kerben, die unter Umständen die Haltbarkeit herabsetzen könnten, beseitigt werden.

Der besondere Vorteil von Plexidur liegt in der leichten und schnellen Formbarkeit in der Wärme. Hierfür wird die Thermoplastizität von Plexidur ausgenutzt. Erhitzt man es auf eine Temperatur von 140° C, so wird das Material weichgummiähnlich und läßt sich dann leicht nach verschiedenen Verfahren formen.

Die Erwärmung auf Formungstemperatur muß so schnell wie möglich vorgenommen werden. Eine Temperatur von 140° C darf nicht überschritten werden. Es ist daher notwendig, thermostasierte Öfen mit Luftumwälzung oder Heizplatten zu verwenden. Wurde Plexidur zu hoch oder zu lange erwärmt, dann beobachtet man ein Nachdunkeln der Einlagen. Gleichzeitig tritt eine mehr oder weniger starke Versprödung auf.

Für die Formung selbst haben sich verschiedene Verfahren herausgebildet. Die Warmformung nach alten Einlagen bzw. vorgeformten Leichtmetallrohlingen bringt zwar eine erhebliche Einsparung an Arbeitszeit. Sie sollte aber im Interesse des Patienten nicht so durchgeführt werden. Vielmehr müßte die ideale Warmformung von Plexidur dazu ausgenutzt werden, individuell angepaßte Einlagen herzustellen. Hierfür sind verschiedene Verfahren entwickelt worden. Im allgemeinen wird nach Gipsabdruck gearbeitet, und zwar meist nach dem Positiv. Bei einem Spezialverfahren ist auch das Negativ geeignet. Darüber hinaus sind in letzter Zeit Methoden entwickelt worden, die die Formung am Körper ermöglichen.

f) Gießharz P 3

Schichtstoffe, etwa aus Baumwollgeweben mit ungesättigten Polyesterharzen, wie sie z.B. in Gießharz P 3 vorliegen, eignen sich gut als Material für künstliche Glieder. Es ist bekannt, daß derartige Stoffe in den USA bereits in größerem Umfange für diese Zwecke verwendet werden. Die Herstellung der Schichtstoffe erfolgt durch Tränken, z.B. von Baumwollgeweben (Trikotschlauch) mit dem flüssigen Gießharz und Aushärten der gegebenenfalls mehrfach übereinander gelegten Gewebeschichten unter gelindem Druck bei gewöhnlicher oder erhöhter Temperatur. Die erhaltenen

Schichtstoffe sind mechanisch außerordentlich fest und lassen sich auch bohren, feilen, sägen usw. Bei glattwandigen Formen werden naturgemäß auch glatte Oberflächen erhalten. Eine größere Wärmeleitfähigkeit ist wie bei allen Kunststoffen nicht gegeben.

Gießharz P 3 ist eine Kombination von ungesättigten Polyestern mit Monostryol. Die Härtung erfolgt bei ungesättigten Polyesterharzen, die lösungsmittelfrei sind, durch Polymerisation ohne Abspaltung flüchtiger Produkte. Die Polymerisation setzt auf Zusatz von Katalysator und Beschleuniger nach kurzer Zeit bei Raumtemperatur ein und führt unter Selbsterwärmung zu festen Polymerisaten mit guten mechanischen und chemischen Eigenschaften.

Allgemeiner Ansatz ist: 100 g Gießharz P 3
0,5–4 g Katalysatorpaste
0,1–0,2 ccm Beschleunigerlösung.

Dieses Gemisch soll möglichst innerhalb einer halben Stunde verarbeitet werden. Bei kleineren Ansätzen ist das Polymerisat nach 1–4 Stunden bei Raumtemperatur fest. Die endgültige Härte stellt sich nach 2–3tägigem Lagern bei gewöhnlicher Temperatur oder durch Nachtempern bei 90–100° C in 12–14 Stunden ein. Die Polymerisation kann auch bei erhöhter Temperatur, z.B. 50–80° C, durchgeführt werden, wobei sich die Verfestigung wesentlich rascher vollzieht als bei Raumtemperatur.

Um Spannungen innerhalb der Gießlinge zu vermeiden, können dem Gießharz Füllstoffe – z.B. Quarzmehl, Kreide, Kaolin, Asbestfaser, geschnittene Glaswolle u. dgl. – zugesetzt werden. Bei Gießlingen ohne Füllstoffe ist mit einer Schrumpfung von etwa 6–9%, bei Zusatz von Füllstoffen bis zu 4% zu rechnen.

P 3-Polymerisate sind gegen Wasser, Mineralöl, Benzin, verdünnte Säuren – z.B. Salz-, Schwefel- oder Essigsäure – gut beständig; gegen Alkalien, oxydierende Substanzen sind sie jedoch mehr oder weniger stark empfindlich. Die Formen können aus Metall (außer Kupfer oder Messing), Glas, Porzellan u. dgl. bestehen. Gips- und Holzformen können verwendet werden, wenn ein geeigneter Isolierlack aufgebracht ist.

Die gut getrocknete Gipsform kann z.B. mit einer Ultramid-1-C-Lösung (Lieferant: Pfalz-Chemie, Kaiserslautern) eingestrichen werden. Auch Lacke auf Basis Desmodur/Desmophen (Hersteller: Farbenfabriken Bayer, Leverkusen) sowie Überzüge von Polyvinylalkohol aus wässerigen Lösungen haben sich bewährt.

In allen Fällen ist es notwendig, die Formen mit einem Formtrennmittel wie

OP-Wachs, gelöst in Trichloräthylen (etwa 2–5%ige Lösung)
Oxydwachs A, gelöst in Tetrachlorkohlenstoff (etwa 2–3%ige Lösung)
Siliconöl, gelöst in Tetrachlorkohlenstoff (etwa 0,2–0,5%ige Lösung)

durch Aufstreichen oder Aufsprühen der Lösungen vorzubehandeln. Zum Anfärben von Gießharz P 3 kann man sowohl lösliche wie Pigmentfarbstoffe verwenden. Mit löslichen Farbstoffen erhält man transparente Färbungen.

Hersteller von Gießharz P 3 ist: Badische Anilin- und Soda-Fabrik, Ludwigshafen/Rhein.

g) Standofix-Gießharze

Standofix-Gießharze sind auf der Basis von ungesättigten Polyestern aufgebaut. Es handelt sich um flüssige Harze, die ohne Abgabe von Spaltprodukten oder Lösungsmitteln aushärten. Es stehen eine harte und eine weiche Grundtype zur Verfügung (7170 und 7169); beide sind beliebig miteinander mischbar, so daß die Härte variiert werden kann.

Beide Typen sind sowohl für Warmhärtung als auch für Kalthärtung verwendbar; sie können im Gießverfahren und im Niederdruck-Preßverfahren verarbeitet werden.

Durch die Zumischung von Füllstoffen (Glasmehl, Quarzmehl, Quarzsand usw.) oder durch die Verarbeitung mit faserartigen Füllmitteln (Glasgeweben, Textil- oder Asbestfaser) werden hohe mechanische und elektrische Eigenschaften erzielt. Die mechanische Festigkeit von glasfaserverstärkten Erzeugnissen aus Standofix-Gießharzen hängt von der Art und Vorbehandlung ab; am besten eignen sich alkalfreie Glasfaserprodukte.

Für die Warmerhärtung wird eine Katalysatorpaste 7164 oder 7152 zugesetzt. Die Aushärtung erfolgt bei Temperaturen zwischen 50—120° C. Die Aushärtungszeit nimmt mit der Höhe der angewendeten Temperatur ab und ist im übrigen von der Größe des zu gießenden Teiles abhängig. Für die Kalterhärtung werden 2—5% Katalysatorpaste 7164 und 2—5% Beschleuniger 7137 beigesetzt. Je nach den äußeren Temperaturbedingungen beträgt die Aushärtungszeit einige Minuten bis zu mehreren Stunden. Bei erhöhten Temperaturen härtet das für Kalthärtung angesetzte Gießharz besonders schnell aus.

Als Trennmittel wird das Standofix-Trennmittel 7633 vorgesehen. (Hersteller von Standofix-Gießharzen ist: Dr. Kurt Herberts & Co., Wuppertal-Barmen, Christbusch.)

h) Araldit-Gießharz

Araldit-Gießharz ist ein Kunstharz aus der Gruppe der Äthoxylinharze, welches sich in geschmolzenem Zustande nach der Zugabe des Härters 901 unter einfachen Arbeitsbedingungen zu blasenfreien, gelblichen Gußstücken verschiedenster Dimensionen verarbeiten läßt. Die Aushärtung vollzieht sich ohne Anwendung von Druck, allein durch Einwirkung von Wärme. Eine Abspaltung flüchtiger Substanzen findet nicht statt. Schäfte und Hülsen aus solchem Gießharz zeichnen sich durch eine hohe mechanische Festigkeit und eine bemerkenswerte Wärmebeständigkeit aus. Sie sind weitgehend unempfindlich gegen atmosphärische und chemische Einwirkungen, besitzen gute dielektrische Eigenschaften und lassen sich spanabhebend bearbeiten. In gehärtetem Zustand ist das Gießharz geruchlos, geschmackfrei und ungiftig.

Wir unterscheiden:

Araldit-Gießharz B als heißhärtendes Gießharz von
Araldit-Gießharz D als kalthärtendes Gießharz.

Gießharz B kommt in Form von gelbbraunen, schmelzbaren Harzbrocken in den Handel, wird geschmolzen und in metallenen Gießformen, die zuvor mit einem Siliconfett als Trennmittel behandelt worden sind, vergossen. Der erforderliche Härter 901 wird als weißes Pulver beigegeben und die Aushärtung erfolgt bei Temperaturen zwischen 100–200° C.

Dagegen ist das Araldit-Gießharz D kalthärtend, d. h. die chemische Reaktion der Polymerisation verläuft bei Raumtemperatur. Das Mischungsverhältnis ist:

100 Gew.-Teile Araldit-Gießharz D
8–10 Gew.-Teile Härter 951

Der Härter 951 wird mit dem Gießharz D bei 20° C gut vermischt. Bei dieser Temperatur besitzt dieses Gemisch eine Gebrauchsdauer von etwa $1^1/_2$ Stunden. In dieser Zeit muß es verbraucht werden. Vor dem Vergießen läßt man es einige Minuten stehen, damit etwa eingerührte Luftblasen entweichen können. Die Härtungszeiten hängen dabei sehr stark von der Härtungstemperatur ab. Bei 20° C ist mit einer Härtungszeit von mindestens 14 Stunden und bei 60° C mit einer solchen von etwa einer Stunde zu rechnen, während das Harz bei 100° C in etwa 10 Minuten erhärtet. Höhere Härtungstemperaturen als 100° C sollen bei der Verwendung größerer Harzmengen nicht angewendet werden. (Hersteller der Araldit-Gießharze: CIBA Aktiengesellschaft, Wehr/Baden.)

i) Trennmittel für Gießharze

Die verschiedenen Gießharze besitzen mehr oder weniger eine große Haftfestigkeit, weshalb es notwendig ist, durch Behandlung der Gießform (die auch ein Gipsmodell sein kann) diese Haftung zu vermeiden.

Hierzu sind bekannt:

a) Mowiol (Polyvinylalkohol)
ist ein Kunststoff, der sich hinsichtlich seiner allgemeinen Eigenschaften von den in so großer Mannigfaltigkeit und Anzahl erschienenen Produkten wesentlich unterscheidet. Seine hervorragende Wasserlöslichkeit und praktische Unlöslichkeit in organischen Lösungsmitteln bilden das Charakteristikum dieses Kunststoffes. Die verschiedenen Mowiol-Qualitäten kommen als praktisch weiße bis schwach gelb gefärbte Pulver mit einer maximalen Korngröße von etwa 1,50 mm in den Handel; sie sind physiologisch einwandfrei und fast geruchlos.

Das spezifische Gewicht schwankt je nach dem Wassergehalt zwischen 1,25–1,32. Es sind zu unterscheiden:

Typ	
Mowiol N 30–98 Mowiol N 50–98 Mowiol N 70–98	praktisch acetylgruppenfrei
Mowiol N 30–88 Mowiol N 50–88 Mowiol N 70–88	acetylgruppenhaltig

Die an erster Stelle genannte Zahl ist ein Maß für die Größe des Polyvinylalkoholmoleküls, während die Zahlen 98 bzw. 88 den Verseifungsgrad des Polyvinylacetates kennzeichnen.

Für eine aufgegossene oder aufgestrichene Trennfolie aus wässeriger Mowiol-Lösung eignet sich besser die niedrig molekulare Type N 30–88 oder 30–98, weil mehr Substanz aufgebracht werden kann. Für weniger dicke, aber elastischere und reißfestere Überzugsfolien sind die Marken N 70–88 oder 70–98 besser geeignet. Die 88er Typen zeigen eine bessere Haftfestigkeit auf dem Untergrund, aber auch unter Umständen keine so gute Abweisung gegen Gießharze wie die 98er Typen, die dafür weniger gut an glatten Unterflächen haften. Je nach der Art der Form und des Gießharzes muß man zuerst einen gut haftenden 88-Film auftragen und darauf eine 98er Type zur besseren Abweisung aufbringen.

(Hersteller: Farbwerke Höchst, Frankfurt/Main.)

h) Silicone

Es sind zu unterscheiden:

Silicon-Öl AK
Silicon-Trennemulsion E 1
Silicon-Trennemulsion E 10
Silicon-Paste P

Welche Type hiervon auch gewählt wird, immer beruht ihre Wirkung darauf, daß Silicone sehr hitzebeständig sind und sich mit Kunststoffen und Kautschuk nicht umsetzen – auch nicht bei hohen Temperaturen. Die Silicon-Öle AK sind klare, farblose Flüssigkeiten; sie sind im Wasser unlöslich, lösen sich aber gut in den gebräuchlichen organischen Lösungsmitteln, z.B. in Chlorwasserstoffen, in Essigester oder Benzin. Sie können als Öle oder auch gelöst für die Trennvorgänge dienen. Werden Lösungen verwendet, so sollen sie nicht mehr als 1–5% Siliconöl enthalten. Sie sind daher sehr sparsam, aber trotzdem sehr wirksam. Die Silicon-Trennemulsionen E 1 und E 10 sind hochprozentige Emulsionen von Siliconöl in Wasser; sie sind milchigweiß und leicht mit Wasser zu verdünnen. Die Verdünnung kann sehr groß sein, weil schon ein hauchdünner Film die gewünschten Trenneffekte in Vollendung zeigt (1 : 100 oder 1 : 75).

Siliconpaste P ist eine durchscheinende Paste von vaseline- bis honigartiger Konsistenz. Sie ist in Kohlenwasserstoffen dispergierbar. Wie die Siliconöle und Silicon-Trennemulsionen ist auch die Paste P ein nahezu temperaturunabhängiges Hilfsmittel beim Verformen von Kautschuk und Kunststoffen und wird dort angewendet, wo ein halbfestes Trennmittel erwünscht ist, wie in der Reifenindustrie.

(Hersteller: Wacker-Chemie, München 22, Prinzregentenstr. 22.)

k) Verarbeitung der Gießharze im Kunstgliederbau

Die hier beschriebenen Gießharze sind sowohl für die Warmerhärtung als auch für die Kalterhärtung verwendbar. Im Kunstgliederbau hat sich bisher die Kalterhärtung durchgesetzt. Bei allen Gießharzen sieht der Verarbeitungsvorgang ein Gemisch des Gießharzes mit einem Zusatzstoff vor, der entweder „Härter" oder Katalysatorpaste benannt wird und eine chemische Reaktion nach Richtung und Geschwindigkeit hervorruft, die im Endeffekt zur Erhärtung des Gießharzes führt.

Im Kunstgliederbau werden Hülsen und Schäfte aus solchen Gießharzen gefertigt und dieser Fertigungsprozeß vollzieht sich etwas anders, als man es bei der Verwendung anderer Werkstoffe, wie Leder, Fiber oder Leichtmetall gewohnt ist. Diese Werkstoffe sind feste Stoffe, die modellrecht geformt werden, während es sich bei den Gießharzen um einen flüssigen Werkstoff handelt.

Ausgangspunkt ist auch hier das Modell, das die Form bestimmt. Dieses kann aus Gips, Holz, Metall, Glas oder Porzellan bestehen. In der Hauptsache dürfte das Gipsmodell angewendet werden. Schon bei der Beschreibung der verschiedenen Gießharze wurde gesagt, daß Gips- oder Holzformen mit einer Isolation versehen sein müssen, denn einmal sind beide Werkstoffe porös und rauh, so daß sie keine glatte Oberfläche abgeben und andererseits muß die Modelloberfläche so beschaffen sein, daß das Gießharz nicht haften bleibt. Soweit nicht bei den einzelnen Gießharzen ein besonderes Isoliermaterial als Trennmittel benannt worden ist, haben die verschiedenen chemischen Fabriken die unter „Trennmittel" beschriebenen Fabrikate entwickelt. Immerhin ist es auch hier empfehlenswert, wenn vor der Verarbeitung des Gießharzes genaue Informationen seitens des Gießharzherstellers gegeben werden. Durch Aufstreichen oder Aufsprühen des Trennmittels auf das betreffende Gips- oder Holzmodell wird die gewünschte Isolierung erreicht. Nach Trocknung der Isolierung wird das Modell mit dem Schichtstoff versehen, der den Zweck hat, die Stärke der Schaftwandung zu bestimmen und die Elastizität und damit die Stabilität zu steigern. Hierzu bedient man sich des bekannten Trikotschlauches, der vermöge seines Gewirkes das Modell umspannt und sehr gut mit seinen Fäden und Fasern dazu geeignet ist, das Gießharz aufzusaugen. Je nach der gewünschten Stärke der Schaftwandung werden mehrere Trikotschlauchbinden über das Modell gezogen. Eine Erhöhung der Stabilität und Elastizität kann außerdem auch mit Zwischenlagen aus Glasfasern bzw. Glaswolle bewirkt werden. Am Schaftende werden die Enden des Trikotschlauches formrecht zugenäht. Das andere Trikotschlauchende wird an der entgegengesetzten Seite fest zugebunden, so daß die ganze Oberfläche des Gipsmodelles vom Trikotschlauch umspannt ist.

Darüber wird nun ein PVC-Folienschlauch gezogen, der ebenfalls am Modellende zugebunden wird, während das andere Ende des Schlauches mindestens in Handbreite offen über das Schaftende (Stumpfende) herausragen muß und als Gießöffnung dient.

Das Gießharz mit entsprechendem Zusatz als Gemisch kann nun durch diese Gießöffnung über das mit dem Schichtstoff (Trikotschlauch) bezogene Modell gegossen werden und dringt nun als Flüssigkeit in das Gewirke dieses Schichtstoffes. Das Modell gibt dem Verlauf des Gießharzes eine Begrenzung nach innen, während die PVC-Folie die Abdeckung nach außen gibt. Durch ein leichtes Abstreifen der

Außenflächen mit der Hand wird das eingegossene Gießharz gleichmäßig an alle Oberflächenpartien des Modelles verteilt.

Nach Erhärtung des Gießharzes werden das Modell (innen) und der PVC-Folienschlauch (außen) entfernt und der Kunstharzschaft ist fertig für die weitere Bearbeitung zur Prothese.

l) Perlon und Nylon

Nylon wird hauptsächlich von der Du Pont Rayon Co. in den USA hergestellt. Diese Kunstfaser ist ein hauptsächlich aus Aminosäuren aufgebauter, kunstharzähnlicher Stoff, der mit seiner Zusammensetzung den vorwiegend aus Eiweiß bestehenden natürlichen Fasern tierischer Herkunft (Seide, Wolle) chemisch sehr nahe steht. Nylon kommt diesen Naturfasern in manchen Eigenschaften gleich und übertrifft sie mit einer großen Festigkeit, Geschmeidigkeit und Elastizität. Es quillt im Wasser nicht und läßt sich ohne Schwierigkeit färben.

Perlon ist ebenso wie Nylon ein vollsynthetisches Produkt auf der Rohstoffbasis Kohle bzw. Steinkohlenteer. Für die Herstellung von Nylon werden in den USA teilweise auch landwirtschaftliche Abfallprodukte (Strünke von Maiskolben) verwendet. Perlon wird durch Polymerisation von Caprolactum gewonnen. Nylon entsteht durch eine Polykondensation von Hexametylendiamin-Adipat.

Perlon und Nylon sind sich vom Standpunkt des Textilfachmannes außerordentlich ähnlich. Die bestehenden Unterschiede sind zum großen Teil fast nur dem Chemiker erfaßbar. Sie liegen in erster Linie in der Art des Herstellungsweges. Chemisch handelt es sich in beiden Fällen um hochmolekulare Polyamide. Die Verschiedenartigkeit des Herstellungsweges führt zu geringfügigen Unterschieden im Material, die sich in erster Linie in einem Unterschied des Schmelzpunktes (Perlon etwa 215° C, Nylon etwa 250° C) und in einem Unterschied in der Anfärbbarkeit auswirken. Unter gleichen Bedingungen färbt Perlon dunkler an als Nylon oder für einen helleren Farbton wird für Perlon weniger Farbstoff benötigt als für Nylon. Allgemein gesprochen ist das färberische Verhalten von Perlon etwas vorteilhafter. Die Echtheit der Färbungen hängt lediglich von den verwendeten Farbstoffen ab. Der geringfügige Unterschied des Materials wirkt sich auf die Farbechtheit nicht aus. Grob gesehen ist die mechanische Widerstandsfähigkeit von Perlon und Nylon gleich. In Fachkreisen ist sehr umstritten, ob Perlon oder Nylon besser ist.

Eigenschaften des Perlon:

	Spezifisches Gewicht
Perlon (auch Nylon)	1,13–1,14
Azetat-Reyon (Kunstseide)	1,30–1,33
Naturseide	1,22–1,36
Viskose- und Kupfer-Reyon (Kunstseide)	1,52 1,55
Baumwolle	1,54–1,55
Wolle	1,30–1,32

	Festigkeit Rkm	Bruch-dehnung %	Naß-festigkeit %	Scheuer-festigkeit %
Perlon	45–50	35–45	90	200000
Wolle	12–16	40–50	80	10000
Baumwolle	30–40	8–15	105	18000
Zellwolle	20–25	15–25	50	3000

Herstellung der Perlon-Kunstfaser

Die grundlegenden Forschungen für die Nylon-Faser wurden bei der Firma E. I. Du Pont von Dr. W. H. Carothers durchgeführt, dem es im Jahre 1935 gelang, laboratoriumsmäßig auf dem Wege, den die Chemiker Polykondensation nennen, aus Adipinsäure und Hexamethylendiamin eine technisch aussichtsreiche Polyamidfaser herzustellen. Diese Faser ist seit 1939 in der ganzen Welt als „Nylon“ (66-Nylon) bekannt geworden. Kurze Zeit nachher führten auch die Arbeiten bei der damaligen I.G. Farbenindustrie in Deutschland zu sehr wertvollen Ergebnissen. Im Jahre 1937/38 gelang es Dr. Paul Schlack im I.G.-Werk in Berlin-Lichtenberg, durch Polymerisation von Caprolactam ein aus der Schmelze verspinnbares, dem 66-Nylon ähnliches Polyamid zu erhalten. Erst nach dem Kriege wurde es möglich, die Herstellung der Perlonfaser wieder in Angriff zu nehmen und nach weiterer technischer Entwicklung so weit zu steigern, daß die Versorgung der deutschen Textilindustrie mit Perlonfaser weitgehend sichergestellt ist.

Der unmittelbare Ausgangsstoff für Perlon – das Caprolactam – ist ein schneeweißer, salzähnlicher Stoff, der aus Phenol über verschiedene Zwischenstufen gewonnen wird. Durch kombinierte Hydrierung und Dehydrierung, d. h. Wasserstoffanlagerung und Wiederabspaltung, entsteht aus Phenol über Cyclohexanol das Cyclohexanon. Dieses wird mit Hydroxylaminmonosulfosäure zum Cyclohexanonexim umgesetzt, aus dem schließlich durch sogenannte Beckmannsche Umlagerung mit Schwefelsäure das Caprolactam entsteht. Das Caprolactam, das für die Perlonherstellung einen ungewöhnlich hohen Reinheitsgrad haben muß, wird mit geeigneten Katalysatoren und Reglern in etwa 5 m hohen senkrecht stehenden Rohren bei Temperaturen zwischen 260° und 270° C polymerisiert. Bei diesem Vorgang lagern sich jeweils etwa 200 Moleküle Lactam zu einem langen Kettenmolekül zusammen. Bei dieser Molekülvergrößerung entsteht eine sehr zähe Schmelze, die sich schließlich unter hohem Druck durch feine Düsenöffnungen zu Fäden ausspinnen läßt. Die Möglichkeit, diesen Prozeß in einer Stufe, also kontinuierlich und mit einer verhältnismäßig einfachen Apparatur durchzuführen, ist ein hervorragendes Kennzeichen des Perlon-L-Verfahrens. Es unterscheidet sich in dieser Hinsicht wesentlich von dem bei Nylon üblichen und notwendigen Mehrstufenverfahren. Die Vorteile dieser Arbeitsweise liegen nicht nur auf wirtschaftlichem Gebiet. Die Gleichmäßigkeit und Sicherheit, mit der der Reaktionsvorgang abläuft, gewährleistet auch eine hohe, vor allem sehr konstante Qualität des Endproduktes. Die mit einer Temperatur von 250° C aus der Düse als Flüssigkeit austretenden Spinnfäden erstarren in der Luft und können nun mit einer hohen Geschwindigkeit, die 800—1000 m in der Minute erreichen kann, abgezogen und aufgewickelt werden.

Diese Spinnfäden, in denen die kettenförmigen Moleküle sich zunächst noch in völlig ungeordnetem Zustand befinden, besitzen nun, wie die Nylonfäden, die sehr merkwürdige und überaus wichtige Eigenschaft, sich durch Zug auf das Vier- bis Fünffache der ursprünglichen Länge verstrecken zu lassen. Dabei erfahren die Kettenmoleküle eine wesentliche Veränderung ihrer Lage. Sie werden in der Streckrichtung geordnet, und diese unter Zwang bewirkte „Orientierung" bleibt auch dann erhalten, wenn der Zug zu wirken aufgehört hat. Dasselbe gilt für die Änderung anderer physikalischen Eigenschaften. Vor allem wird die Reißfestigkeit außerordentlich gesteigert, während die Bruchdehnung eine drastische und sehr erwünschte Senkung erfährt. Im ganzen ergibt sich durch diesen Prozeß eine ganz bedeutende Erhöhung des Gebrauchswertes. Die gereckte Faser zeigt zwar infolge innerer Spannung noch eine gewisse Neigung zum Schrumpfen, solange eine besondere Fixierungsbehandlung, die man mit dem sogenannten „Krabben" der Wolle vergleichen kann, nicht durchgeführt ist. Bis zu diesem Punkt des Herstellungsprozesses ist das Faserbündel endlos und glatt. Die Anwendungsgebiete der Perlonfaser, ihre teilweise notwendige Mischung mit Wolle, Baumwolle oder Zellwolle, erfordern die Anpassung der Perlonfaser auch in ihrer äußeren Struktur an diese Fasern. So wie Wolle eine natürliche Kräuselung besitzt, die sie auch bei scharfer Beanspruchung nicht verliert, so ist es möglich, der Perlonfaser eine der Wolle entsprechende Kräuselung zu verleihen oder diese Kräuselung je nach dem Verwendungszweck zu variieren. Dabei sei erwähnt, daß die der Perlonfaser durch einen besonderen Prozeß verliehene Kräuselung in der Faser verbleibt und sich nicht mehr verliert. Aber erst der Schnitt in kürzere oder längere Fasern ermöglicht die Vermischung mit anderen Natur- und Kunstfasern und verleiht auch dem unvermischt gesponnenen Perlongarn den woll- oder baumwollähnlichen Charakter.

Dank seiner glänzenden physikalischen Eigenschaften hat sich die Perlonfaser auf den verschiedensten Gebieten erfolgreich durchgesetzt. Für das Orthopädie-Handwerk muß damit gerechnet werden, daß sich die Textilindustrie sehr viel der Perlonfaser bedienen wird, weil auch die Perlonfaser-Herstellerfirmen mit neuesten Herstellungsmethoden eine erstklassige Qualität gewährleisten. Es gibt unter den Orthopädie-Werkstoffen, insbesondere bei den gewebten Stoffen — auch bei Bandagengurten — noch manche Artikel, bei denen sich Perlon oder Perlonmischungen verwenden lassen, und unter Umständen kann damit deren Güte noch verbessert werden. Bei der Verwendung der Perlonfaser für Kraftzüge zum Kunstarm kommt entweder geklöppelte Perlonschnur wegen ihrer geringen Sprungelastizität oder der monofile Perlondraht in Frage. Der monofile Draht hat allerdings in normaler Ausführung eine Dehnung von 25—30%, die aber durch geeignetes Verfahren der Herstellerfirma stark herabgesetzt werden kann. Die Reißfestigkeit liegt zwischen 30–40 kg bei Stärken von 1,00–1,35 mm. Bei Stärken von 1,50 bis 2,00 mm ist die Dehnung bei Perlonfäden bei einer Länge von 60–80 cm sehr gering. In Kabelhüllen aus Chromnickelstahlfedern gleitet ein solcher Perlonfaden ohne jegliche Reibung.

Soweit Perlonfaser für die Gewebe der Mieder- und Bandagenstoffe, Futterstoffe, Bänder und Gurte, Schnürsenkel und anderer technischer Gewebe verwendet werden, ist es für den verarbeitenden Handwerker und den Verbraucher der Fertigware wichtig zu wissen, daß Perlon eine hohe Beständigkeit gegen anorganische Chemikalien aufweist. Alkalische Mittel greifen Perlon fast nicht an; das gilt nicht nur für schwache Alkalien, wie Seife oder Soda, sondern auch für Natronlauge und Kalilauge bis zu den höchsten Konzentrationen — auch bei erhöhter Temperatur. Weniger gut ist die Beständigkeit gegen Säuren. Einen Überblick über die Einwirkung von Säuren und Laugen unter verschiedenen Bedingungen gibt nachstehende Aufstellung:

Perlon verträgt	bei 20° C	bei 60° C	bei 80–100° C
Salzsäure bis höchstens	5%	1%	–
Schwefelsäure bis höchstens	5%	2%	–
Natronlauge, Kalilauge	jeder Konzentration		

Lösungsmittel, wie sie in der chemischen Reinigung verwendet werden, haben auch bei erhöhten Temperaturen keinen nachhaltigen Einfluß auf Perlon. Dies gilt z. B. für Tetrachlorkohlenstoff (Asordin), Trichloräthylen, Methylenchlorid und sonstige Chlorkohlenwasserstoffe, für Benzin, Benzol sowie Benzin-Benzol-Gemische.

Die Hautatmung wird durch Perlon nicht behindert. Obwohl es nur wenig Feuchtigkeit aufnimmt, ist es wasserdampfdurchlässig. Wasserdampf wird, wenn auch in geringen Mengen, sehr rasch aufgenommen und ebenso rasch wieder abgegeben. Perlon verhält sich physiologisch indifferent; deshalb verwendet man es sogar als chirurgischen Nähfaden. Wenn gelegentlich davon die Rede war, daß durch Nylonstrümpfe Hautreizungen, Ekzeme u. dgl. hervorgerufen wurden, so darf man nicht daraus schließen, daß Polyamide solche Reizungen verursachen! Perlon kann solche Wirkungen nicht hervorrufen. Wenn es zu solchen Erscheinungen kam, dann wurden sie zweifellos durch Verunreinigung oder durch Stoffe verursacht, die erst während der Verarbeitung auf das Textilmaterial aufgebracht wurden.

8. Gummi

Beim Werkstoff „Gummi" unterscheidet man in der Gegenwart

1. Naturkautschuk;
2. Buna, als Ersatz für den Naturkautschuk.

a) Der Naturkautschuk

Der Naturkautschuk wird aus dem Milchsaft bestimmter Pflanzen gewonnen. Dabei wurde der Kautschuk bis zum Ende des vergangenen Jahrhunderts ausschließlich aus wilden Beständen der Tropen geerntet. Wildkautschuk lieferten vorwiegend Süd-, Mittel- und Nordamerika, ferner Afrika, Asien u. a. Es sind hauptsächlich die sogenannten Heveasorten (Hevea Brasiliensis) Castilloa-, Manihot-, mexikanische Guaylepflanzen, die afrikanische Kickxia, Landolphia Ficus u. a., die jede für sich bestimmte Eigenschaften haben. Diese Pflanzen sind meistens hochgewachsene Bäume. Infolge des starken Bedarfes an Gummi reichte der Anfall des gewonnenen Wildkautschuks nicht aus und man ging zum plantagenmäßigen Anbau von Kautschukbäumen über. Während im Jahre 1895 20000 t Wildkautschuk und kein Plantagenkautschuk gewonnen wurden, wurden im Jahre 1905 bei insgesamt 482000 t nur 30000 t Wildkautschuk und 452000 t Plantagenkautschuk hergestellt.

Der Plantagenkautschuk ist in jeder Hinsicht ein einwandfreies, reines Rohmaterial, und da die Wildkautschuksorten vor der Verarbeitung erst einer umständlichen Reinigung unterzogen werden mußten, wird heute fast ausschließlich Plantagenkautschuk verarbeitet.

Die Kautschukmilch — Latex genannt — wird aus der inneren Schicht der Rinde der milchsaftführenden Bäume gewonnen. Der eigentliche Kautschuk befindet sich in dem Latex fein verteilt, und zwar in Form von kleinen Teilchen, ähnlich den Fett- und Käsepartikelchen in der tierischen Milch.

Auf der Gummiplantage werden die Bäume geritzt und gezapft. Die Einschnitte an den Bäumen sind entweder V-förmig oder grätenförmig und werden unter bestimmten Winkeln angebracht. Sie führen in einen gemeinsamen Sammelkanal, dessen Ende eine Auffangschale den tropfenden Latex aufnimmt. Durch Zusatz von laugenartigen Stoffen wie Seife, Ammoniak u. ä. wird der Latex vor dem Verderben geschützt und in diesem flüssigen Zustand an die verarbeitenden Fabriken weitergegeben. Von den Verarbeitungsmöglichkeiten, die unmittelbar mit Latex durchgeführt werden können, interessieren uns

a) Bestreichen von Stoffen unter Beimischung von Füllstoffen, sowie Schwefel und Beschleunigen zur Vulkanisation (Kunstleder, Bettstoffe, Zellstoffe u.ä.).
b) Tauchen von nahtlosen Gegenständen (Flaschensauger, Handschuhe usw.). Die Porzellan-Tauchformer werden in einem Tauchapparat in eine mit Latex gefüllte Wanne getaucht. Nach dem Herausnehmen der Formen aus dem Latex bleibt eine dünne Latexschicht auf der Form haften. Durch Verdunsten des Wassers bleibt eine dünne Kautschukschicht auf der Form zurück, die durch mehrfaches Tauchen verstärkt werden kann. Die getauchten Artikel werden dann vulkanisiert.
c) Elektrolytische Abscheidung. Durch Anlegung eines elektrischen Feldes können die im Latex befindlichen und elektrisch geladenen Kautschukpartikelchen zum Wandern gebracht werden. Die negativen Kautschukteilchen wandern zur positiven Anode (Gegenstände), und so kann man Metalle, Siebe, Rohre u. dgl. mit Kautschuk umkleiden. Der Gummibelag schützt das Metall vor mechanischem und chemischem Angriff.

d) Schwammgummi. Eine Latexmischung wird durch Schlagen zum Schäumen gebracht und dieser Schaum zu einem porösen Koagel koaguliert. Durch Trocknen und Vulkanisieren wird dann der Schwammgummi zubereitet (Schaum- und Moosgummi).

e) Klebstoff. Latex wird vielfach in den Schuhfabriken zum Kleben von Leder oder Filz oder Leinen verwendet.

f) Zerstäuben. Latex kann auch mittels Spritzpistole auf beliebige Flächen aufgespritzt oder zerstäubt werden, wo die Fläche dann mit einer dünnen Kautschukschicht versehen wird, die dann entsprechend vulkanisiert werden muß, um eine haltbare Gummischicht zu erhalten.

Um den Rohkautschuk zu gewinnen, muß der Latex doch noch — und zwar künstlich — zur Koagulation gebracht werden. Zu diesem Zweck setzt man ihm geringe Mengen einer Säure zu — z.B. Essigsäure — und läßt ihn einige Stunden stehen. Hier tritt sehr rasch Gerinnung ein und die Kautschukteile ballen sich zu kleineren oder größeren Klumpen oder Kuchen zusammen. Der Latex enthält 30 bis 50% Kautschuk, der Rest ist Wasser und andere unbrauchbare Teile. Neben diesem Gerinnungs- oder Koagulationsverfahren gibt es noch viele andere Methoden, um den Kautschuk vom Wasser freizubekommen.

Die erwähnten Kautschukklümpchen und -kuchen werden in geeigneten Walzwaschwerken ausgewaschen, in dünne Felle gezogen und getrocknet. Dieser „Crepe-Kautschuk" ist von schneeweißer bis dunkelbrauner Farbe. Die helleren Farben sind für viele Zwecke wertvoller und geeigneter als die dunkleren.

Um aus dem so gewonnenen Rohkautschuk die Gummiwaren des privaten und industriellen Bedarfs herzustellen, ist er zu einer sogenannten „Mischung" zu verarbeiten. Vulkanisationsschwefel und Beschleuniger müssen beigemischt und der Rohkautschuk in eine weiche, plastische Form gebracht werden. Das geschieht auf den sogenannten Walzwerken-Mastikatoren. Die meisten Gummigegenstände bestehen aus einer Gummimischung, die neben Kautschuk noch eine Menge Zusatzstoffe enthält, weil sie neben einer hohen Festigkeit und Dehnung gegen mechanische Beanspruchungen genügend widerstandsfähig sein müssen. Die Beimischung aktiver Zusatzstoffe wie:

a) bestimmte Rußsorten;
b) Zinkweiß;
c) Magnesiumkarbonat;
d) Magnesiumoxyd;
e) gewissen Kaolinsorten;
f) Kieselkreide

verbessern die mechanischen Eigenschaften. Abnutzung, Abrieb und Verschleiß werden geringer.

Ohne Vulkanisation ist ein dauerhafter Gummigegenstand nicht zu erzeugen. Erst durch die warme oder kalte Vulkanisation wird ein Gummigegenstand „stabilisiert". Die Vulkanisation besteht in der Anlagerung des Schwefels an den Kautschuk, d. h. während eines gewissen Umwandlungsprozesses bildet sich eine chemische Verbindung zwischen Kautschuk und Schwefel, und diese ist so beständig und fest, daß man sie mit keinem Mittel trennen kann. Zum Vulkanisieren von Weichgummiwaren verwendet man 2—4% Schwefel, während die Hartgummimischungen etwa 45—50% des Kautschuks erfordern.

Die Warmvulkanisation wird in Heißdampf, Heißluft, zwischen dampfbeheizten Stahlplatten, Stahlformen in der jeweils erforderlichen Zeit bei entsprechender Temperatur durchgeführt.

Die Kaltvulkanisation wird nur noch vereinzelt durchgeführt. Als Vulkanisierflüssigkeit kommt Chlorschwefel in Schwefelkohlenstoff oder Dunst von Chlorschwefel zur Verwendung. Chlorschwefel hat die Eigenschaft, Kautschuk auf kaltem Wege ähnlich zu vulkanisieren, wie er durch Zusatz von Schwefel in der Wärme vulkanisiert. Diese Vulkanisate sind ähnlich elastisch und fest wie Warmvulkanisate; lediglich die Haltbarkeit wird geringer, weil die Alterung beschleunigt wird.

b) Buna, der deutsche Kautschuk

Die Herstellung des synthetischen Kautschuks haben sich die Chemiker seit mehr als 30 Jahren als erste Aufgabe gestellt. Der während des ersten Weltkrieges entwickelte Methylkautschuk erwies sich in der Herstellung zu teuer, und erst als 1926 die Arbeiten bei der I.G.-Farben-Industrie zur Gewinnung eines besonderen synthetischen Kautschuks begonnen wurden und im Laufe der Jahre zu dem heute verwendeten Buna-Kautschuk führten, war das Problem gelöst.

Kohle und Kalk, die in Deutschland in ausreichendem Maße vorhanden sind, bilden die Ausgangsprodukte des Buna-Kautschuks. Aus ihm wird bei etwa 2500° C im elektrischen Ofen Kalziumkarbid hergestellt. Durch Zusatz von Wasser entwickelt sich Azetylengas, und dieses ist als Ausgangsmaterial vortrefflich für die Herstellung synthetischer Stoffe geeignet. Das modernste Verfahren zur Erzeugung von Azethylen wird von den Chemischen Werken Hüls großtechnisch angewendet. Gasförmige Kohlenwasserstoffe, z. B. Erdgas oder ähnliche, werden mit Hilfe des elektrischen Lichtbogens einer elektrothermischen Spaltung unterworfen. Das Ergebnis ist ein Gasgemisch von Azetylen, Wasserstoff sowie Kohlenwasserstoffen. Das Azetylen wird aus diesem Gemisch mit Hilfe einer Druckwasserwäsche gewonnen.

Aus diesem Azetylengas wird das Butadin-Gas erzeugt, das sich zu einer Flüssigkeit verdichten läßt, die den wichtigsten Baustoff des synthetischen Kautschuks ausmacht. Durch Aneinanderlegen vieler solcher Baustoffe, durch die sogenannte Polymerisation, entstehen synthetische Kautschuke von verschiedenen Typen und mit verschiedenen Eigenschaften. Die Polymerisation ist eine chemische Methode, die überhaupt auf dem Gebiete der Synthese der Kunststoffe ständig angewandt wird.

Der Buna-Kautschuk ist keine naturgetreue Nachbildung und keine nur künstliche Nachahmung des Naturkautschuks. Buna ist ein ganz neuer Werkstoff mit überlegenen Eigenschaften geworden. Z. B. ist Buna S gegen höhere Temperaturen beständig, Perbunan (Per Buna N), der Kohlenwasserstoffen wie Benzin, Mineralöl widersteht usw.

Mit Ausnahme gewisser Änderungen, die bei jedem neuen Material aufzutreten pflegen, erfolgt die Verarbeitung der verschiedenen Bunasorten nach den bekannten Arbeitsmethoden, wie sie beim Naturkautschuk aufgezeichnet wurden.

Es sei noch erwähnt, daß im Jahre 1934 in Deutschland 600000 t Karbid auf diese Weise hergestellt wurden, und daß daraus nicht nur Buna-Kautschuk, sondern eine große Reihe weiterer organischer Stoffe, die teilweise als Lösungsmittel (Azeton), teilweise als Medikamente, und in großer Anzahl als Kunststoffe (Kunstharze usw.) Verwendung finden.

Der Buna läßt sich auch mit Naturkautschuk in jedem Mischverhältnis mischen.

c) Verarbeitung des Kautschuks

Die Verarbeitungsmöglichkeiten des Latex wurden bereits erwähnt. Für unsere fachlichen Zwecke ist für die Verarbeitung noch zu sagen:

Die Formgebung ist die Voraussetzung für die endgültige Existenz einer Gummiartikels. Es gibt Artikel, die durch Vulkanisation in einer Stahlform oder z. B. in der Schlauchmaschine oder in einem Vierwalzenkalander ihre Form erhalten.

Für Bälle und Hohlkörper wird der Kautschuk mit der Hand oder mit geeigneten Klebemaschinen geklebt, und nach dieser rohen Formgebung erhalten sie eine bestimmte Menge eines gasentwickelten Mittels oder Treibmittels. Diese entwickeln beim Vulkanisieren Gase, z. B. Stickstoffe, die die rohe Masse an die Wand der Vulkanisierform pressen, wodurch der Gummi die Gestalt der Form annimmt und zu einem fertigen, dichten Körper vulkanisiert. Diese werden dann geschliffen, getrommelt, verputzt und nötigenfalls mit Lackfarben dekoriert. Patentgummiwaren, zu denen früher auch Artikel der Chirurgie- und Krankenpflege gehörten, werden in älteren Gummifabriken hergestellt. Es sind Vulkanisate, die aus einer besonders hergestellten Kautschukplatte durch Kneten usw. zu einem zylindrischen Kautschukblock geformt in einem Stahlzylinder einer Kälteanlage gefrieren läßt. Der erhärtete Kautschuk ist ein steinharter Block und der Zweck des Gefrierens ist die Überführung des weichen, plastischen Kautschuks in einen harten, holzartigen Zustand, um ihn nachher in einer Schälmaschine — ähnlich der Furnierschneidemaschine — abzuschälen. Es entstehen „unendliche" Platten, die vor der Weiterverarbeitung im warmen Wasser aufgetaut werden müssen.

Die Gummigegenstände der Chirurgie und Krankenpflege werden meistens von Hand konfektioniert, was eine besondere Geschicklichkeit und Handfertigkeit erfordert. Die fertig konfektionierten Gegenstände wie Urinale, Bruchbänder, Handschuhe usw. werden entweder kalt oder warm vulkanisiert. Sie besitzen große Weichheit, sind leicht und reißen nicht ein.

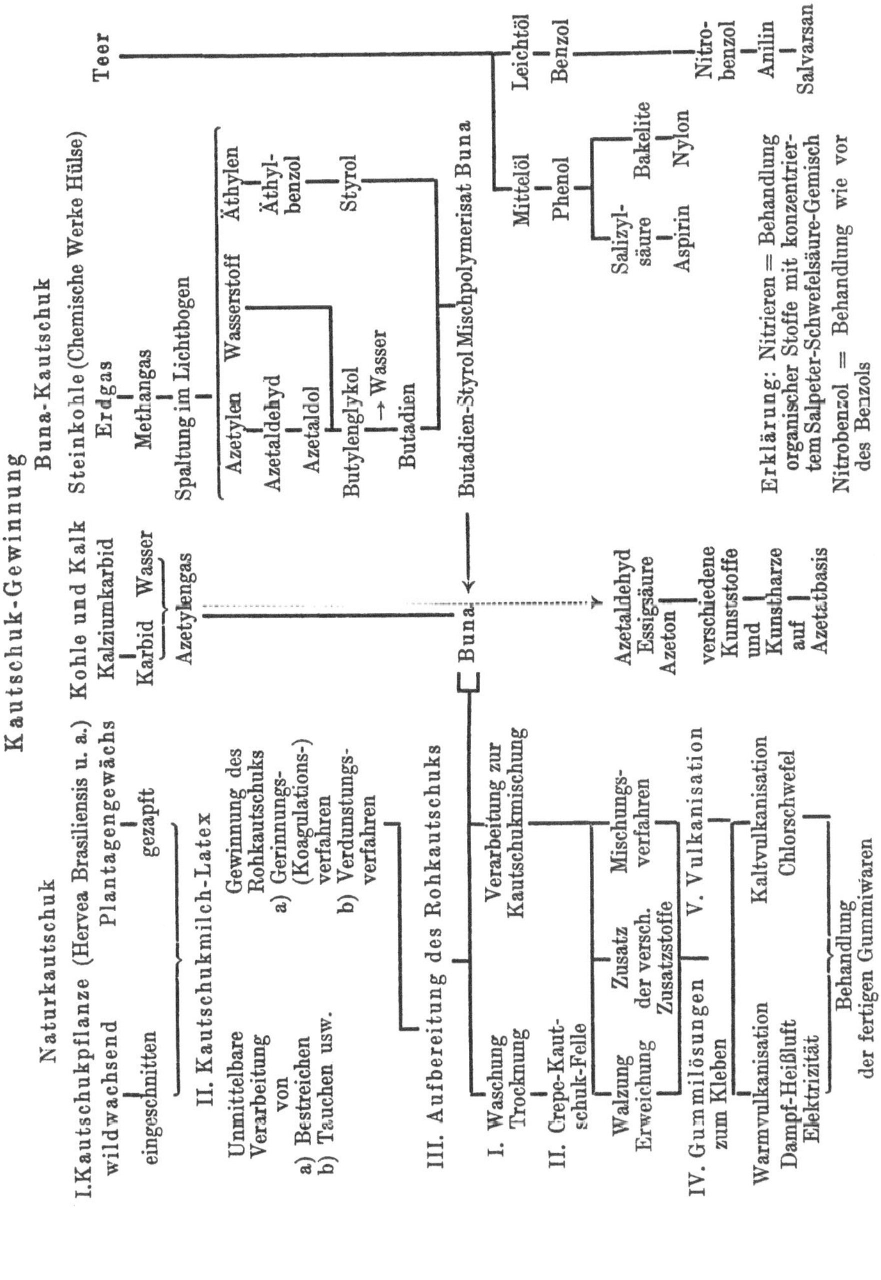
Kautschuk-Gewinnung
Naturkautschuk
I. Kautschukpflanze (Hervea Brasiliensis u. a.)
wildwachsend
Plantagengewächs
eingeschnitten
gezapft
II. Kautschukmilch-Latex
Unmittelbare Verarbeitung von
a) Bestreichen
b) Tauchen usw.
Gewinnung des Rohkautschuks
a) Gerinnungs- (Koagulations-) verfahren
b) Verdunstungs- verfahren
III. Aufbereitung des Rohkautschuks
I. Waschung
Trocknung
II. Crepe-Kautschuk-Felle
Verarbeitung zur Kautschukmischung
Walzung
Erweichung
Zusatz der versch. Zusatzstoffe
Mischungs- verfahren
IV. Gummilösungen zum Kleben
V. Vulkanisation
Warmvulkanisation
Dampf-Heißluft
Elektrizität
Kaltvulkanisation
Chlorschwefel
Behandlung der fertigen Gummiwaren
Buna-Kautschuk
Kohle und Kalk
Kalziumkarbid
Karbid
Wasser
Azetylengas
Buna
Azetaldehyd
Essigsäure
Azeton
verschiedene Kunststoffe und Kunstharze auf Azetatbasis
Steinkohle (Chemische Werke Hülse)
Erdgas
Methangas
Spaltung im Lichtbogen
Azetylen
Wasserstoff
Äthylen
Azetaldehyd
Äthyl- benzol
Azetaldol
Styrol
Butylenglykol
→ Wasser
Butadien
Butadien-Styrol Mischpolymerisat Buna
Teer
Mittelöl
Leichtöl
Phenol
Benzol
Salizyl- säure
Aspirin
Bakelite
Nylon
Nitro- benzol
Anilin
Salvarsan
Erklärung: Nitrieren = Behandlung organischer Stoffe mit konzentriertem Salpeter-Schwefelsäure-Gemisch
Nitrobenzol = Behandlung wie vor des Benzols

Die Schwammgummifabrikation (Moos-, Schaum- und Schwammgummi) für leichte, feinporige und elastische Gummischwämme kann nur unter Verwertung langjähriger Erfahrungen vor sich gehen. Die kleinen und größeren Poren im Schwammgummi entstehen durch Treibmittel (backpulverähnliche Stoffe wie Ammoniumkarbonat), die man der Kautschukmasse auf der Walze zusetzt und diese entwickeln bei der Vulkanisationswärme Gase, die sich dann in der Mischung ausdehnen und die Poren bilden. Die Kuchen werden gewalzt, damit sich die Gaszellen öffnen; denn erst dann kann der Schwamm seine Funktion – nämlich aufzusaugen – ausüben. Beim Vulkanisieren bildet sich jedesmal eine Kruste (Brotkruste), die mit einer geeigneten Schneidevorrichtung entfernt wird, um den eigentlichen Schwammgummi freizulegen. Handelt es sich um Moosgummi u. a., die als Dichtungen, Unterlagen usw. verwendet werden, so bleibt diese äußere Kruste über dem porösen Gummi. Es ist verständlich, daß ein Werkstoff wie Gummi bei seiner vielseitigen Verwendung hinsichtlich seiner Qualität genau und weitgehendst kontrolliert werden muß. Es ist kaum möglich, diese Prüfungen in bezug auf Zugfestigkeit und Dehnung am Fertigfabrikat vorzunehmen. Meist wird die Prüfung an den Mischungen in den Fabrikaten vorgenommen. Es kommen dabei folgende Prüfungen zur Anwendung:

1. die Prüfung auf Zerreißfestigkeit und Dehnung;
2. Elastizitätsbestimmung zur Ermittlung der
   a) Zugelastizität,
   b) Stoßelastizität,
   c) Eindruckshärte;
3. Zermürbungsprüfung;
4. Bestimmung der Kerbzähigkeit (Widerstand gegen Einreißen);
5. Alterungsprüfung;
6. Spezifisches Gewicht.

9. Farben und Lacke

Viele Kunstglieder und sonstige orthopädische Hilfsmittel werden zuguterletzt mit einem „Farbanstrich“ oder einer „Lackierung“ versehen. Diese Oberflächenbehandlung soll einerseits dem Kunstglied als Ganzes zur Verbesserung der Tragfähigkeit einen festeren Halt geben, andererseits soll der Werkstoff vor äußeren schädlichen Einwirkungen geschützt werden.

Zunächst wird der Stumpftrichter, der die höchste Belastung zu tragen hat, etwa 3–4 cm vom oberen Rand entfernt, 2–3 cm breit mit starkem Hanfbindfaden umwickelt. Diese richtige Bindung des Holzkörpers ist als sehr wesentlich für seine Haltbarkeit zu veranschlagen. Hierauf erfolgt der Überzug der Außenseite des Kunstgliedes mit Pergamentleder oder Rohhaut (Rindspalt-, Ziegen- oder Kalb-Pergamentleder). Die Rohhaut wird zunächst mit lauwarmem Wasser angefeuchtet (eingeweicht), wodurch sie weich und schmiegsam wird. Da das Pergamentleder beim Trocknen sehr schnell hart wird, wird es sofort über die ganze Oberfläche der Prothese gelegt, glattgezogen und mit Kaltleim aufgeklebt. Beim Trocknen zieht sich das Pergamentleder zusammen und schmiegt sich vollkommen glatt an die Oberfläche an.

Zur Vervollständigung des Oberflächenschutzes wird das fertige Holzkunstglied außen, der Stumpftrichter auch auf der Innenseite (zum Schutze gegen die Einwirkung des Körperschweißes) mit einem Lackanstrich versehen.

Es ist bekannt, daß man im Betriebe mit keinem Material so wenig vertraut ist, wie mit diesem. Der Grund mag hierfür sein, daß man sich hinsichtlich der Anstrichstoffe ganz auf den Chemiker verlassen hat, der aber meistens wenig über die Vorbehandlung der verschiedensten Baustoffgründe weiß und dem auch die Begleitumstände der Farbauftragsverfahren nicht hinreichend bekannt sind.

Grundsätzlich bestehen alle Anstrichstoffe aus Körperfarben oder Farbstoffen einerseits und Bindemitteln andererseits. Je nach Herkunft und Mischungsverhältnissen haben sie verschiedene chemische und physikalische Eigenschaften, aus denen sich die Verwendung für verschiedene Zwecke ergibt.

1. Körperfarben (Farbkörper, Pigmente) sind farbtongebende pulverige Stoffe, die in Wasser, Alkohol oder anderen Flüssigkeiten schwer oder gar nicht löslich und daher in Verbindung mit einem Bindemittel als Anstrichstoff zu verwenden sind. Durch das Bindemittel werden sie zu färbenden, am Körper haftend gemacht. Wir unterscheiden dabei: Wasserfarben, Ölfarben, Kalkfarben, auch Wasserglasfarben. Die Hauptbestandteile der Körperfarben kommen aus dem Tier-, Pflanzen- und Mineralreich. In einem verwickelten Fertigungsgang und auch in chemischen Verfahren werden künstliche Mineralfarben hergestellt.
2. Farbstoffe sind durch ihre Löslichkeit in Wasser, Alkalien, Säuren oder anderen Lösungsmitteln gekennzeichnet. Sie sind meistens organischen Ursprungs. Ursprünglich kannte man nur die natürlichen pflanzlichen und tierischen Farbstoffe, wie z. B. Indigo aus den in tropischen Ländern wachsenden Pflanzen gleichen Namens und Karmin aus dem Körper der Cochenillelaus.
3. Bindemittel sind unentbehrlich, um Körperfarben ansetzen und auf die anzustreichenden Flächen auftragen zu können. Sie beeinflussen im günstigen Sinne die Trocknung, Härte, Glanz, Elastizität und andere Eigenschaften der Anstrichstoffe. Grundsätzlich unterscheidet man „flüchtige" und „nichtflüchtige" Bindemittel, wobei die flüchtigen in „wässerige" Bindemittel und „flüchtige" Lacke unterteilt werden. Jeder Anstrichstoff ist naß, aber der Anstrich ist selbst trocken. Somit müssen wir von einem Bindemittel als Grundbedingung das Trockenvermögen verlangen. Die flüchtigen Bindemittel trocknen durch Verdampfen oder Verdunsten, also auf physikalische Art. Dabei bleibt der feste Körper als dünne Schicht auf dem bestrichenen Gegenstand zurück. Die nicht flüchtigen Bindemittel trocknen chemisch, meistens

durch Sauerstoffaufnahme aus der Luft (Oxydation) und bilden dabei eine zähe Haut, die die Farbkörner an dem bestrichenen Körper festhält (z. B. Ölfarben).

Das Bindemittel kann drei Aufgaben haben:

a) als Lösungsmittel,
b) als eigentliches Bindemittel,
c) als Verdünnungsmittel.

Die wässerigen Bindemittel interessieren weniger, und als flüchtige und nichtflüchtige Bindemittel kennzeichnet man:

a) Flüchtige Lacke: Nitro-, Azetylzellulose-, Chlorkautschuklacke.
b) Trocknende Öle: Öl- und fette Lackbindemittel, Mattöle, Patentfirnisse.
c) Kombinationslacke: Kombinationen flüchtiger Lacke und trocknender Öle, Nitro, Chlorkautschuk, Vinylharz, Alkydalkombination.
d) Bituminöse Stoffe: Bitumenlacke.
e) Wachs und Paraffin.

Das trocknende Öl ist der Hauptstoff für die Ölfarben und Lacke, und wir nennen davon:

1. Lackleinöl (Afrika, Asien, Amerika).
2. Leinölfirnis, gekocht und mit Trockenstoffen versetztes Leinöl.
3. Halböl, ein Leinölfirnis, zur Hälfte verdünnt mit Terpentin oder Lack.
4. Leinöl-Dicköl, ein Leinöl-Standöl, das aus Lackleinöl im Standölkochapparat unter Kohlensäure hergestellt wird.
5. Holzöl, aus Früchten eines ausländischen Gewächses (China, Japan, Indochina), trocknet sehr schnell und ist darum auch in den sogenannten Vier-Stunden-Lacken verwendet worden. Ist sehr widerstandsfähig gegen atmosphärische Einflüsse.
6. Perillaöl, aus dem Samen der Perillapflanze (Mandschurei, Indien, Japan) ist dem Leinöl nahestehend und läßt sich für schnelltrocknende Lacke gut verwenden.
7. Synourinöl, eine Dehydrierung von Rizinusöl, für wasser- und sodabeständige Anstrichstoffe nur im Gemisch mit Holzöl zu empfehlen.
8. Tranöl aus Fischen (Wal usw.) ist leinölähnlich, dunkel und schwer trocknend.

L a c k e sind Lösungen harzartiger fester Körper in Lösungsmitteln, die nach Aufbringen des Lackes verdunsten oder durch Oxydieren (Sauerstoffaufnahme aus der Luft) fest werden, so daß sich eine zusammenhängende Haut — der sogenannte Film — bildet, dessen Dichte, Härte und Zähigkeit durch die Lackrohstoffe bedingt sind.

Naturharze sind: Bernstein, Versteinerungen von Kiefern (Ostsee);
Kopale, ebenfalls versteinerte Harze (Ost- und Westafrika, Brasilien, Kongogebiet);
Asphalt, Erdpech aus Syrien und dem Toten Meer;
Kolophonium (Balsam der Kiefer).
Kunstharze: Albertole, Bakelite, Amberole, Mowilith (Handelsnamen).

Für die Bezeichnung der Lacke gilt folgendes: Kopallacke, Harzlacke, Asphalt- und Zelluloselacke haben ihre Namen von den festen Bestandteilen, die in ihnen enthalten sind. Spirituslacke werden nach dem Lösungsmittel benannt. Ebenso spricht man von Leinöl-, Standöl- und Holzöl-Standöl-Lacken.

Bei den Kunstharzen als Lackstoffe sind zu unterscheiden:

a) Phenolharze. Bei der Verkokung von Steinkohle zur Leuchtgasherstellung entsteht neben den gasförmigen Zersetzungsstoffen und dem zurückbleibenden Koks der Teer, der wichtige Stoffe enthält.

Durch Destillation werden diese voneinander getrennt und dabei werden gewonnen:

1. Leichtöl (bis 170° C überdestillierend);
2. Karbolöl (bis 230° C);
3. Schweröl (bis 270° C);
4. Anthrazenöl (über 270° C);
5. Pech.

Karbolöl enthält Phenol und Kresol und beide nennt man auch Karbolsäure. Phenol ist reine Karbolsäure und wird in Kristallform gewonnen, während die Kresole flüssig bleiben; beide sind als „Phenole“ anzusprechen. Phenolkunstharz entsteht durch Vermischung des Phenolöles mit Formaldehyd, woraus Holzgeist gewonnen wird. In heizbaren Retorten geht der Mischprozeß vor sich und dabei scheidet sich Wasser ab. Das zurückbleibende Kunstharz ist Kondensationsharz, welches in Alkohol — nicht Öl — löslich ist. In Öl lösliche Phenolharze entstehen, wenn man Phenolharze und Kolophonium oder Phenolharze mit anderen Naturharzen weiter erhitzt. Gewöhnliche Phenolharze sind in Spiritus und Azeton löslich. Für Einbrennlacke verwendet man härtbare Phenolkunstharze.

b) Alkydharze-Phthalatharze. Bei der Verkokung von Steinkohle entsteht auch das Naphthalin, als Mottenpulver bekannt. Es ist wie das Phenol im Karbolöl enthalten, kristallisiert beim Erkalten des Karbolöles und wird abgepreßt. Naphthalin läßt sich mit Schwefelsäure zu Phthalatsäure — einem weißen Pulver — oxydieren. Mit Glyzerin erhitzt, ergibt es eine harzartige Masse, das Phthalatharz. In ähnlicher Weise entstehen die Dicarbonsäuren. Alle diese Alkydharze bleiben bei tiefen Temperaturen zäh, elastisch, haften gut und haben große Lebensdauer.

c) Polymerisationsharze. Die Polymerisation ist ein chemischer Vorgang, der sich innerhalb eines Stoffes abspielt, ohne daß andere Stoffe hinzutreten. Dabei werden gasförmige Stoffe flüssig und flüssige fest. Grundstoffe für die Polymerisationsharze sind die verschiedenen, aus Kohle und Kalk (über Azetylen) gewonnenen Kunststoffe, wie Styrol, Vinylchlorid, Butadien (Ausgangsstoff für Buna). Die wichtigsten Polymerisationsharze sind:

1. Kumaronharz: Rückstand aus der Rohbenzolherstellung harzartiger Stoffe, deren Eindickung das Kumaronharz ergibt;
2. Vinylharz;
3. Aldehydharze: Kondensationsharz, aus dem Azetylen gewonnen.

Die Zellulose-Lacke können wie alle anderen Lacke mit Harzen verschiedener Art zusammengesetzt werden. Zellulose ist Hauptbestandteil im Zellstoff des Holzes, der Baumwolle, des Strohes usw.; sie ist der Stoff, der die Zellwände der Pflanzen bildet. Durch Behandlung mit Salpeterschwefelsäure erhält man die Salpetersäureester (Kohlenwasserstoffverbindungen mit Säuren behandelt) der Zellulose: Nitrozellulose. Kollodiumwolle besteht aus schwächer imitierten, d. h. mit Salpetersäure behandelten Zellulosen, die in Alkoholäther leicht löslich sind und zur Herstellung von Lacken, Zelluloid usw. dient.

Die Chlorkautschuk-Lacke werden als Isolationslacke verwendet. Unter Verwendung von Kautschuk (siehe Gummi) wird Chlor vermischt und ergibt den Chlorkautschuk. Die Lacke haben den Zweck, bei Lackfarben das Pigment gegen Witterungs- und mechanische Einflüsse zu schützen.

Im Orthopädiemechaniker-Handwerk werden meistens

Cellon-Grundfarben und Cellon-Lacke (handelsübliche Namensbezeichnung)

verwendet, die entweder auf

Azetatbasis oder
Nitro-Zellulose-Basis oder
Nitro-Kunststoff-Basis

hergestellt sind. Je nach dem Verwendungszweck, dem Auftragsverfahren und den gestellten Ansprüchen werden diese Lacke von den chemischen Fabriken dem Handwerk zugeführt. Da jeder Werkstoff an seinen Auftragsflächen eine besondere Vorbehandlung erfordert, um eine einwandfreie Lackierung zu ermöglichen, ist der Lackaufbau jeweils verschieden, und es empfiehlt sich aus diesem Grund ein Erfahrungsaustausch zwischen Hersteller und Verbraucher. Sollen Lackierungen den gestellten Anforderungen genügen, so ist die Voraussetzung, daß die Anstriche folgerichtig aufgebracht werden. Auf einem mageren Grund muß sich ein fetter Anstrich aufbauen. Wichtig ist dabei, daß die Auftragsfläche des Werkstückes sauber und frei von Staub und Fett ist. Die zum Lack gehörigen Lösungsmittel wirken fettlösend und ermöglichen eine sachgemäße Vorbehandlung der Auftragsfläche. Das Auftragen der Anstrichmittel erfolgt entweder von Hand mit dem Pinsel oder mit der Spritzpistole.

Fehler an Anstrichen können durch

a) falsche Untergrundbehandlung

b) falsche Verarbeitungsweise

c) falsche Arbeitsfolge

entstehen. Bei mehreren Arbeitsgängen ist so zu verfahren, daß man mit dem Grundanstrich (Grundierung) mager, d. h. pigmentreich und ölarm, beginnt und die weiteren Schichten nacheinander harzreicher werden läßt. Die in der Orthopädietechnik hauptsächlich verwendeten Nitro-Zellulose-Lacke enthalten weniger Öle und Harze und haben folgende Eigenschaften: schnellste Trocknung, widerstandsfähig gegen Einwirkung von Licht, Luft, Feuchtigkeit, Wasser, Schweiß, Alkohol, Benzin und Petroleum, verdünnte Salz-, Schwefel- oder Salpetersäure, Natron- oder Kalilauge. Sie haben den Nachteil, neue dünne Schichten zu ergeben, weshalb sie mehrere Arbeitsgänge erfordern und sich nicht gut streichen lassen, da sie bis auf den Grund immer wieder aufgelöst werden.

Es ist noch darauf hinzuweisen, daß beim Anstrich in kalten Räumen Schwierigkeiten in der Lackierung eintreten können (reißen, abblättern, schlechtes Trocknen). Zu warmer Anstrichstoff oder zu stark verdünnte Anstrichmittel können eine ungenügende Deckkraft zur Folge haben. Unsaubere, körnig und sandig erscheinende Flächen rühren meistens daher, daß in stark staubhaltigen Lackierräumen gearbeitet wurde und sich Staub auf den frischlackierten Gegenständen festsetzt.

10. Kork

Kork ist das äußere Rindengewebe der Korkeiche, die hauptsächlich in Südwesteuropa und Nordafrika heimisch ist. Je nach der Stärke des Baumes wird die Korkrinde in Stärken von 2—10 cm gewonnen. In warmem Wasser wird die gewonnene Korkrinde aufgequellt und dann in handelsübliche Streifen geschnitten. Raumeinheitsgewicht ist durchschnittlich 0,20. Kork bietet guten Schutz gegen Kälte, Wärme und Nässe, ist schwingungsfest, geschmeidig und läßt sich leicht verarbeiten. Im Orthopädie-Handwerk wird er für Ausgleich bei Beinverkürzungen angewendet.

Gegenüber dem vorstehend beschriebenen Naturkork ist der Preßkork weniger schmiegsam und elastisch. Er wird aus zerkleinerten Korkabfällen gewonnen, die unter Zusatz geeigneter Bindemittel unter starkem Druck zu Blöcken und Tafeln gepreßt werden.

Als plastischen Kork bezeichnet man den Brei aus geraspeltem Naturkork und Zelluloid-Azeton, der je nach Bedarf flüssiger oder dicker bei der Herstellung von Fußstützen, Kunstgliedern, Schreibhilfen, sowie zur Formverbesserung der Griffe an Stöcken und Krücken verwendet wird.

IV. Betriebsstoffe

a) Gips

Man soll die Bedeutung des Gipses nicht unterschätzen. Auch im Orthopädiemechaniker-Handwerk hat er wichtige technische und auch schönheitliche Aufgaben zu erfüllen.

Der Rohstoff des Gipses – nämlich der Gipsstein – wird am Südrand des Harzes und auf der Linie Würzburg–Waldshut gewonnen. Er besteht aus mikroskopisch kleinen Gipskristallen, die kompakt ineinander gewachsen sind. Chemisch gesehen, handelt es sich um schwefelsaures Calcium, das zwei Moleküle Kristallwasser gebunden enthält (Dihydrat). Durch Erwärmung des Gipssteines auf eine Temperatur von 120–180° C wird das chemisch gebundene Wasser teilweise ausgetrieben, und es entsteht Halbhydrat. Wird die Temperatur auf über 180° C gesteigert, verliert der Gipsstein sein gesamtes Kristallwasser und es entsteht Anhydrit. Bei einer Temperatur von etwa 1000° C entsteht Hochtemperatur-Anhydrit, der technisch als Estrichgips bezeichnet wird.

Man bezeichnet die Gipse nach ihrem Verwendungszweck, und im einzelnen unterscheiden wir:

Stuck-, Putz-, Hartputz-, Estrich- und Marmorgips.

Stuckgips, der in unserem Fach vielfach zur Anwendung kommt, ist ein Halbhydrat. Estrichgips und Marmorgips sind reine Anhydrite.

Das Abbinden des Gipses beruht auf einem Kristallisationsprozeß und führt zur Rückbildung des gebrannten Gipses der Halbhydratform oder Anhydritform in die Dihydratform, also in den Anfangszustand zurück. Dabei muß dem Gips nicht nur die beim Brennen ausgetriebene Wassermenge, sondern auch noch ein erheblicher Wasserüberschuß zur Verfügung stehen, da sonst die Rückbildung so rasch vor sich geht, daß eine Verarbeitung nicht mehr möglich ist.

Praktisch geschieht das Erhärten in der Weise, daß Gips in Wasser eingestreut wird. Zunächst löst sich der Gips hierbei im Wasser. Es bildet sich eine übersättigte Lösung, aus der Gipskristalle unter Wasserbindung ausscheiden. Aus der zurückbleibenden, übersättigten Lösung scheiden neuerlich solange Kristalle aus, bis aller Gips in die Kristallform des Dihydrates (Urform) übergegangen ist. So entsteht ein Kristallfilz, der sich aus einer Unzahl feinster Kristalle zusammensetzt, und der um so leichter ausfallen muß, das Endergebnis wird also um so härter sein, je weniger Wasser zum Anrühren des Gipses verwendet wurde.

Die Abbindegeschwindigkeit hängt zunächst von der Löslichkeit des Gipses in Wasser ab. Man kann die Löslichkeit mit bestimmten Zusätzen, den sogenannten Verzögerern, herabsetzen. Auch die Wärme bis zu einer Wassertemperatur von 40° C beschleunigt den Abbindevorgang. Vor allem aber wirkt sich das Vorhandensein von Kristallkeimen beschleunigend aus. Solche Kristallkeime, also Dihydratkristalle nicht gebrannten oder schon abgebundenen Gipses, beschleunigen den Abbindevorgang sehr stark und deshalb muß bei der Verarbeitung von Gips auf die Reinhaltung des Werkzeuges und der Geräte besondere Sorgfalt gewandt werden.

Beim Kristallisationsprozeß (Abbindevorgang) wird diejenige Wärmemenge frei, die beim Brennen notwendig war, um das Kristallwasser auszutreiben. Der Gips erwärmt sich also während des Abbindens erheblich, bis etwa 25° C. Deshalb kann man auch dann noch mit Gips arbeiten, wenn die Lufttemperatur bereits einige Grade unter Null gesunken ist.

Das Abbinden des Gipses ist auch von einer geringen Raumausdehnung begleitet, und diese Eigenschaft bewirkt, daß mit Gips sehr genaue Formen und Abgüsse hergestellt werden können.

Wie bereits erwähnt, ist das Verhältnis Wasser : Gips bei der Verwendung des Gipses von ausschlaggebender Bedeutung, denn von ihm hängt die Porosität des Fertigerzeugnisses und damit seine Festigkeit ab. Je poröser der Gipskörper ausfällt, d. h. je mehr Wasser zugesetzt worden ist, desto geringer ist seine Festigkeit. Wenn durch erhöhte Wasserzugabe die Abbindezeit verlängert wird, wird auch die Festigkeit stark herabgesetzt. In diesem Umstand liegt eine große Gefahr, denn vielfach sucht man die Abbindezeit des Gipses, die als zu kurz vorgesehen wird, durch erhöhte Wasserzugabe auszugleichen, überwässert den Gips und senkt seine Festigkeit. Andererseits kann man mit Gips auch bei noch so geringem Wasserzusatz niemals einen dichten Körper erzielen, weil beim Anrühren stets ein Wasserüberschuß vorhanden sein muß.

Die Austrocknung eines Gipskörpers, soweit es sich um Halbhydratgipse handelt, kann praktisch kaum zu schnell erfolgen. Sobald der Abbindevorgang beendet ist, setzt die Austrocknung ein. Hierzu darf man die Temperatur nicht so steigern, daß das Kristallwasser von neuem ausgetrieben wird, daß also ein zweiter Brennprozeß eintritt.

Gips in abgebundenem Zustand ist im Hinblick auf seine chemischen Eigenschaften neutral, reagiert weder sauer noch alkalisch und bildet deshalb für andere Stoffe keine Gefahr.

In unserem Handwerk verwenden wir den Gips zu folgenden Arbeiten:

a) Gipsmaßnahme unter Verwendung von Gipsbinden,
b) Gips zur Herstellung der Gipsabgüsse,
c) Gips zur Modellierung der Abgüsse.

Gipsbinden werden meistens fertig im Handel bezogen. Sie bestehen aus Gazebinden in verschiedenen Breiten, wobei die Gipsbinden stark mit Marmorgips bestreut sind. Diese Binden legt man mit der Papierhülle waagerecht etwa 1—2 Minuten in kaltes, reines Wasser und drückt sie leicht aus. Erst dann entfernt man die Papierhülle und beginnt mit dem Anlegen des Verbandes, welcher in wenigen Minuten erhärtet.

Zur Herstellung der Gipsabgüsse verwendet man tunlichst Stuckgips. Die Bindenabdrücke (Fuß-, Arm- oder Bein-) müssen getrocknet sein und die evtl. aufgeschnittene Seite ist mit einer Binde so zu schließen, daß beim Abguß kein Gips herausfließen kann. Erst dann wird der Gips angesetzt und in flüssigem Zustand in den Gipsabdruck gefüllt, wo die weitere Abbindung des Gipses vor sich geht. Nach Austrocknung des Gipses wird der Bindenabdruck entfernt und damit erhalten wir die eigentliche Abgußform, welche nun einer Modellierungsarbeit für den vorgesetzten Zweck unterzogen wird. Soweit hier Gipsauftragungen nötig sind, werden diese mit Marmorgips — evtl. gefärbt — vorgenommen.

b) Leime

Die Verbindung von zwei oder mehreren Teilen zu einem einheitlichen Gegenstand ist entweder auf mechanischem oder physikalischem Wege möglich. In der Holztechnik werden, wie vorstehend aufgeführt, Dübel, Zapfen, Zinken u. a. als mechanische Verbindung angesehen, ebenso die im Metallgewerbe angewendeten Niet- oder Schraubverbindungen. Dagegen ähnelt das Weich- oder Hartlöten in der Metalltechnik dem Klebeverfahren, das man als physikalisch-chemische Verbindung anspricht. Charakteristisch für die Klebeverbindung ist, daß sich die verbindenden Teile in Flächen verbinden, wobei die zwischenliegende Schicht — die Leimfuge — durch Klebestoff angefüllt ist. In der handwerklichen Praxis der Klebetechnik spricht der Tischler nicht vom Klebstoff, sondern vom Leim und von der Holzverleimung.

Schon die Römer haben durch Abkochung tierischer Gewebe Leim hergestellt. Die Leimsiederei war bis ins 19. Jahrhundert hinein ein Kleingewerbe, unbeliebt wegen der Geruch- und Ungezieferbelästigung. Das 20. Jahrhundert ist durch die Entwicklung der Kunstharzleime gekennzeichnet.

Der Orthopädiemechaniker muß sich bei der Herstellung von Prothesen aus Holz auch mit der Technologie der Holzverleimung vertraut machen, denn wenn sich durch unsachgemäße Leimung nachträglich ein Teil löst, so entsteht ein wirtschaftlicher Schaden, der unter Umständen einen Prothesenträger in Gefahr bringen kann.

In der Holztechnik werden in der Hauptsache

Glutinleime und Kaseinleime

angewendet.

Glutinleime (als Tischlerleime bezeichnete Warmleime)

Tierische Häute, Sehnen und Knochen haben leimgebende Substanzen (Kollagene). Es sind stickstoffhaltige, hochmolekulare Eiweißverbindungen, die bei Behandlung mit heißem Wasser oder bei erhöhtem Dampfdruck in Glutin übergehen. Glutin ist der Hauptbestandteil der Glutinleime. Reines Glutin ist farblos, durchsichtig, geschmack- und geruchlos. In kaltem Wasser ist es stark quellbar, nimmt beträchtliche Wassermengen auf und schmilzt bei Erhitzung in eine zähflüssige Lösung, ohne daß sich Glutin und Wasser trennen. Hohe Temperaturen um 100° C zerstören das Glutin. Glutinleime werden aus verschiedenen tierischen Abfällen gewonnen. Für die allgemeine Holztechnik sind nur die aus Häuten, chromgaren und entgerbten

Lederabfällen und Knochen gewonnenen Leime von Bedeutung. Aus dem, was man gewöhnlich Leder nennt, ist kein Leim zu machen. Erst aus dem „entgerbten" Leder ist Leim herzustellen.

Hautleim (Warmleim): Zur Herstellung von Hautleim werden die Häute zunächst in Kalkmilch bis zur völligen Durchquellung geäschert. Dabei verseift das Fett und nach Wasch- und Entkalkungsgängen erfolgt die eigentliche Glutinextraktion in einem Siedeprozeß in offenen Kesseln mit direktem oder indirektem Dampf. Die abgezogene Brühe wird geklärt, abgezogen und schließlich entwässert.

Knochenleim (Warmleim): Bei der Herstellung von Knochenleim werden zunächst die wertlosen Huf- und Hornstücke aussortiert. Alsdann werden die Knochen zerkleinert, entfettet und in Bottichen eingeweicht. In einer Extraktionsbatterie unter Druck in heißem Wasser wird das Glutin zur Lösung gebracht und anschließend in Vakuumverdampfern entwässert.

Mischleim (Warmleim) wird aus den vorgenannten Leimen und durch chemische Zusätze gewonnen.

Die üblichen Handelsformen der angeführten Glutinleime sind: Tafelleim, Würfelleim, Perlleim, Flockenleim, Kristall-, Brocken- und Pulverleim.

Die Handhabung der Glutinleime soll nie nach Gefühl gehen. Der Leim soll stets gewogen und das Wasser eingelitert werden, wobei die Vorschriften des Herstellers zu beachten sind. Würde man beispielsweise Perlleim oder Würfelleim mit Wasser überschütten und sich selbst überlassen, so backen die Teile fest aneinander; es verlängert die Quellzeit und man hat beim Schmelzen Schwierigkeiten.

Glutinleim ist stets in kaltem Wasser anzusetzen. (Flocken- und Pulverform können dagegen gleich mit heißem gequollen werden.) Die Quellzeit richtet sich nach der Kerngröße der Leime. Es brauchen

Tafelleim	24–28 Std. Quellzeit
Würfelleim	$1^1/_2$ Std. Quellzeit
Perlleim	1 Std. Quellzeit
Flockenleim	$^1/_3$ Std. Quellzeit

Das Schmelzen erfolgt in Schmelztöpfen mit Wasserbad (nie über offenem Feuer). Die Temperatur soll 60–70° C betragen. Bei höheren Temperaturen erfolgt ein Glutinabbau, der sich für eine Verleimung als nachteilig erweist. Die Einstellung der richtigen Konzentration ist eine Erfahrungssache, und bei der Leimzubereitung soll man nach der Vorschrift des Herstellers verfahren. Massive Holzteile werden zunächst abgerichtet und aneinandergepaßt.

Vor dem Leimauftrag sind die Leimflächen tunlichst aufzurauhen, um eine Angriffsfläche für die Adhäsionsbindung zu haben. (Adhäsion = Aneinanderhaften verschiedener Stoffe durch molekulare Anziehung.) Hirnholzleimungen werden mit einer dünnen, etwa 20%igen Leimlösung vorgetränkt und mit konzentriertem Leim fertig verleimt.

Kurz vor dem Verleimen sind die Leimflächen nach dem Aufrauhen (mit feinem Schmirgelpapier oder feingezahntem Zahneisen) zu reinigen, um den Verleimungsprozeß nicht zu beeinträchtigen. Bei verschiedenen Glutinleimen (außer Kaltleim) muß das Leimgut vorgewärmt werden (bis 50° C). Dann wird der Leim in honigartiger Konsistenz mit einem Pinsel aus Pflanzenfasern oder mit einem Spachtel oder auch einem Leimkamm dünn aufgetragen. Die so vorbereiteten Teile werden in ihre endgültige Lage gebracht und unter Preßdruck gesetzt, bis der Leim in der Leimfuge hart geworden ist. Eine solche Leimung nennt sich „Montageleimung". Um den Preßdruck zu erreichen, benutzen wir die im Tischlerhandwerk gebräuchlichen Zwingen. Das Leimgut läßt sich je nach Gestalt und Umfang auch in der Spannvorrichtung der Hobelbank oder im Schraubstock unter Preßdruck setzen. Die Spannzeiten richten sich nach dem Spannungszustand des Leimgutes, nach der Leimart, der Konzentration und nach dem Holze selbst. Hartholz muß länger als Weichholz gepreßt werden. Am sichersten ist es, das Leimgut über eine Nacht unter Preßdruck zu halten.

Kasein-Leime (Kaltleim): Es ist schwer festzustellen, ob die Glutinleime oder die Kaseinleime — historisch gesehen — älter sind. Es ist durchaus glaubhaft, daß die Kaseinleime schon in prähistorischer Zeit bekannt waren. Die in den letzten Jahrzehnten entwickelten Kaseinleime sind hochwertige Konstruktionsleime. Kasein ist zu 3—4% in Kuhmilch enthalten. Es kann entweder durch Säuerung oder durch Zusatz von Lab (dem Sekret der Labmagenschleimhaut von Rindern) gewonnen werden. Für Kaseinkaltleim werden die Säurekaseine bevorzugt. Chemisch betrachtet ist Kasein eine hochmolekulare Eiweiß-Phosphorverbindung, deren Eigenschaften je nach Herkunft und Vorbehandlung sehr verschieden sein können. Von der Selbstzubereitung von Kasein wird dringend abgeraten.

Technisches Kasein ist weiß bis buttergelb von mildem, milchartigem Geruch und Geschmack. In Deutschland wird nur ein kleiner Teil des Inlandbedarfs hergestellt. Der größte Teil des Rohstoffes wird aus Frankreich und Amerika eingeführt.

Kasein ist in Wasser stark quellbar, es nimmt ein Vielfaches seines Eigengewichtes davon auf, ist aber im Wasser nicht löslich. Reines Kasein ergibt daher in Wasser keinen Klebstoff. Erst bei Zusatz von Säuren oder Alkalien löst es sich im Wasser auf. Die handelsüblichen Kaseinleime enthalten als Hauptbestandteil Kasein und Kalziumverbindungen, z. B. gelöschten oder gebrannten Kalk. Sie werden in Pulverform geliefert und sind bei trockener und kühler Lagerung jahrelang haltbar. Kaseinleim muß trocken, pulverig oder griesförmig sein und darf nicht käseartig riechen.

Wie bei allen Trockenpulvern ist beim Leimansatz auf genaue Dosierung durch Wiegen zu achten. Als Leimgefäß verwendet man Gefäße aus Holz, Steingut oder Porzellan, evtl. auch emaillierte Töpfe, wenn die Glasur in Ordnung ist. Gefäße aus Eisen, Aluminium, Kupfer und Zink korrodieren durch die Alkalien im Leim und beeinträchtigen damit die Bindefestigkeit des Leimes. Der Lösevorgang dauert 30—45 Minuten, und während dieser Zeit darf kein Wasser zugegeben werden. Der fertige Leim bleibt in der Regel für die Dauer eines Arbeitstages streichfähig. Es ist daher immer nur soviel Leim anzusetzen, wie für einen Tag gebraucht wird.

Gegenüber Feuchtigkeitsangriffen haben die Kaseinleime eine enorme Widerstandsfähigkeit und ihre Handhabung ist wesentlich einfacher als bei den Glutinleimen. Allerdings ist für eine zweckentsprechende Leimverbindung darauf zu halten, daß nur gut getrocknete Hölzer genommen werden, da Kaseinverleimungen bei Holzfeuchtigkeiten von mehr als 20% nur noch sehr geringe Festigkeiten ergeben.

Es empfiehlt sich, die Leimflächen der abgerichteten und aneinandergepaßten Holzteile erst aufzurauhen und vor dem Leimauftrag zu reinigen. Ein Vorwärmen des Leimgutes ist bei Kasein-Kaltleim nicht erforderlich. Der Leim wird mit dem Pinsel aus Pflanzenfasern, Spachtel oder Leimkamm aufgetragen. Da der Kaseinleim im Vergleich mit Glutinleimen wesentlich zäher ist, kann bei größeren Leimflächen der Leimauftrag ermüdend oder anstrengend sein. Es ist aber stets besser, einen dicken Leim dünn aufzutragen als umgekehrt. Kaseinleim soll nie aus Bequemlichkeit verdünnt werden. Es empfiehlt sich, die Leimflächen bei Kaseinleim nach dem Leimauftrag extra 5–6 Minuten offen zu lassen. Die Bindefestigkeit ist dann um etwa 5–10% höher, als wenn man das Leimgut unmittelbar nach dem Leimauftrag zusammenlegt.

Auch bei diesem Leimverfahren wird das Leimgut unter Preßdruck gesetzt. Manche Hersteller empfehlen den Preßdruck nicht plötzlich, sondern in drei Etappen von je etwa 3 Minuten Dauer bis zur völligen Endhöhe zu steigern. Es empfiehlt sich, vorgespannte Teile mindestens 6 Stunden, besser noch während der Nacht, unter Preßdruck zu halten.

Die Pergamentierung von Holzteilen für Prothesen erfolgt vielfach unter Verwendung von Kasein-Kaltleim. In diesem stellt der Verleimungsprozeß einen einseitigen Leimauftrag dar, bei dem das Leimgut nicht unter Preßdruck gesetzt werden kann. Nach einem gleichmäßigen Leimauftrag wird das aufgeweichte Pergamentleder gleichmäßig auf die Leimfläche gebracht und an den Schlußrändern mit kleinen Stiften festgehalten. Beim Auftragen auf Formteile muß das Leder genauestens über die Rundungen und Bögen gewalkt werden, so daß keinerlei leerer Raum zwischen Bezug und Formteil entsteht und die Adhäsion vollständig erreicht wird.

Kunstharzleime (Kaltleime): Die stürmische Entwicklung der Kunstharzleime im 20. Jahrhundert läßt es richtig erscheinen darauf hinzuweisen, daß die Kunstharzleime die Glutin- und Kaseinleime keineswegs verdrängen konnten. In unserem Fach werden sie auch nicht in dem Maße angewendet wie in anderen Industriezweigen. Immerhin gewinnen diese chemischen Erzeugnisse bei einer vielseitigen Anwendungsmöglichkeit so große Bedeutung, daß man ihre Existenz beachten muß. Nähere Beschreibungen darüber finden wir lediglich in den Aufsätzen der chemischen Fachzeitungen, und man kann deshalb nur eine kurze Übersicht in allgemeinverständlicher Form geben. Wir nennen davon einige.

1. Polymerisations-Kunstharzleime (Kaltleime). Die Polymerisations-Kunststoffe sind als Lösungskleber, Klebfolien usw. seit längerer Zeit bekannt. Sie ergeben in geeigneten Lösungsmitteln hochviskose Lösungen mit klebenden Eigenschaften, wobei sich das Polyvinyl-Azetat als Holzleim eingeführt hat. Die Ausgangsrohstoffe davon sind Azetylen und Essigsäure. Im Herstellungsprozeß erhält man ein Kunstharz, das in verschiedenen Formen, u. a. als Universalkleber, in den Handel gebracht wird.

2. Polykondensations-Kunstharzleime (Kaltleime) haben in der Technik der Holzverleimung wegen ihrer hohen Beständigkeit gegen Feuchtigkeitsangriffe ganz neuwertige Anwendungsgebiete erschlossen.

3. Harnstoff-Formaldehyd-Kunstharzleime (Kaltleime). Außer dem menschlichen und tierischen Harn kann solcher auch auf synthetischem Wege (IG.-Farben) hergestellt werden. In Formaldehydlösung aufgelöst und nach Zusatz von Katalysatoren beginnt die Polykondensation, die dann nach einem weiteren chemischen Prozeß ein honigartiges, helles Kunstharz liefert. Dieses wird in Pulverform gebracht und wird in Wasser gelöst und gebrauchsfertig gemacht. Die bekanntesten europäischen Kunstharzleime werden in Deutschland „Kaurit-W" genannt.

Für „Kaurit-W" muß bei 15° C Temperatur mit einer Mindestspannzeit von 6 Std., bei 10° C bereits mit 24 Std. gerechnet werden. Beim Leimansatz der Harnstoffharzleime ist das Pulver sorgfältig abzuwiegen. Es wird langsam unter ständigem Umrühren mit dem vorher abgeliterten Wasser überschüttet. Klumpen sind vorher auszusondern und zu zerkleinern. Die restlose Auflösung dauert 12—15 Std. Der Leim hat dann eine Lebenszeit von 2—3 Monaten. Er wird möglichst dünn auf die angerauhten Leimflächen aufgetragen.

Bei „Kaurit-W" wird empfohlen, das Leimgut nach dem Leimauftrag erst etwas anziehen zu lassen und dann spätestens nach 15 Minuten unter Preßdruck zu setzen, wo es am besten über Nacht verbleibt.

4. Phenol-Formaldehyd-Kunstharzleime (Kaltleime). Reines Phenol — auch Karbolsäure genannt — wird aus Stein- und Braunkohlenteer gewonnen und besteht aus farblosen Kristallen, die sich an der Luft rötlich färben. Die Kondensation mit Formaldehyd verläuft in Anwesenheit des Katalysators nach kurzer Erhitzung selbsttätig. Es bildet sich ein Harz (Resol), das nach weiterer chemischer Bearbeitung den unlöslichen und nicht mehr schmelzbaren Zustand erreicht. Die Chemie verfügt über viele Möglichkeiten, um die Eigenschaften der Phenolharze zu beeinflussen, um sie den technischen Anforderungen anzupassen. Die Montageleime auf Phenolharzbasis sind infolge ihres hohen Kondensationsgrades nicht mit Wasser löslich. Sie werden durch Zusatz eines „Härters" verarbeitungsreif gemacht. Die Verleimung mit Phenolharzleimen erfolgt nach besonderen Vorschriften.

Phenolharzleime übertreffen alle genannten Leime an Bindefestigkeit und Beständigkeit gegen Nässe, Hitze und feuchte Hitze. Die Spitzenerzeugnisse dieser

Leime sind als hochwertige Konstruktionsleime anzusprechen. Die Montageleime der Phenolharzleime sind hochkondensierte, zähflüssige Leimharze, allgemein wasserhaltig und nur in organischen Lösungsmitteln verdünnbar. Neben der flüssigen Form werden die Harze auch als wasserlösliches Phenolharzpulver geliefert.

5. Sonstige Kunstharzleime (Kaltleime). Außer den geschilderten Kunstharzleimen gibt es noch solche auf Melanin, auf Polyurethan- und Resorzin-Formaldehyd-Basis. Sie werden trotz ihrer vielfachen hochwertigen Eigenschaften nur in Sonderfällen angewendet, weil sie zur Zeit noch sehr teuer sind.

In unserem Fach wird vielfach auch der Zelluloidleim verwendet, der in den orthopädischen Betrieben selbst zusammengestellt wird. Zelluloidabfälle werden mit Azeton aufgelöst und ergeben in flüssiger Form einen Leim, dessen Verarbeitung wie beim Kaltleim gehandhabt wird. Dieser Leim ist in luftdichten Gefäßen aufzubewahren, weil sich sonst das Azeton verflüchtigt. Zelluloid — ein Nitrozellulose-Kunststoff ist feuergefährlich.

Der Leser, der sich mit den chemischen und physikalischen Vorgängen der Holzverleimung auf dem Gebiete der mechanischen Holztechnologie vertraut machen will, sei auf „Die Holzverleimung" von Erich Platz (wissenschaftliche Verlagsgesellschaft, Stuttgart) hingewiesen.

Bei Verbindungsarbeiten durch Verleimung von Holzarten, die unmittelbar am Körper getragen werden, muß darauf geachtet werden, daß nur solche Bindemittel angewandt werden, die schweißbeständig sind. Hierfür sind die als Tischlerleim (Warmleim) bezeichneten Glutinleime nicht geeignet, denn sie bestehen zum größten Teil aus Eiweißstoffen, die gegen alkalische Schweißbestandteile unbeständig sind und nach längerer oder kürzerer Zeit aufgelöst werden. Gleichzeitig arbeitet der Leim in noch viel stärkerem Maße als das Holz, da er bei feuchter Luft Wasser aufnimmt und bis zu 50% seines Gewichtes zunehmen kann. Hierdurch wird er weich und knetbar und verliert seine Klebkraft. Daher sollte im Kunstgliederbau Tischlerleim vermieden werden.

c) Kleesalz

Ist im Sauerklee enthaltenes giftiges Kleesalz der Kleesäure (Oxalsäure). Es ist in Wasser löslich leicht und dient zur Reinigung der Lederoberfläche bei Walkleder.

d) Schellack

Ist ein Harz, das an ostindischen Feigenbäumen durch den Stich einer Schildlaus ausfließt. Schellackaufstrich dient beim Leder als Schutz gegen Feuchtigkeit und gibt der Lederoberfläche dabei einen schönen Glanz.

e) Spiritus

Entsteht durch Hefegärung zuckerhaltiger, auch stärkehaltiger Naturprodukte, wie Kartoffel, Mais, Getreide usw., nach vorheriger Verzuckerung durch „Maischen" und Abdestillieren des Rohspiritus. Als Lösungsmittel für den erwähnten Schellack ist er vorzüglich geeignet.

f) Benzin

Ist ein Leichtöl und wird aus Erdöl durch Verdampfen und Abkühlen (Destillieren) und Reinigen (Raffinieren) gewonnen. Es ist ein Treibmittel für Motoren, als fettlösendes Reinigungsmittel und auch als Brennstoffmittel (Lötlampe) bestens bewährt.

g) Benzol

Wird aus Steinkohlenteer gewonnen und ist ein wichtiges Treibmittel.

h) Azeton

Ist ein wichtiges Lösungsmittel für Fette, Farben und Lacke. Es ist Essiggeist, flüssig, farblos und leicht verflüchtigend. Sein Ursprung ist Holz oder Steinkohle, aus denen die Essigsäure gewonnen wird. Andere Lösungsmittel für Lacke werden auch aus Holzgeist (Methylalkohol, Methanol) hergestellt.

i) Öle und Fette

Sind im Betriebe Schmiermittel und haben die Aufgabe, aufeinandergleitende Maschinenteile vor der unmittelbaren metallischen Berührung zu schützen und damit den Reibungswiderstand zu verringern. Dabei unterscheidet man:

a) Pflanzenöle: Olivenöl, Rüböl, Rizinusöl.
b) Tierische Öle: Knochenöl, Talg, Fett.
c) Mineralöle: Destillationsprodukte von Steinkohle, Braunkohle und Erdöl.

Die meisten Schmierstoffe sind auf mineralischer Grundlage aufgebaut. Die mineralischen Öle sind beständiger als die fetten Öle, die leicht ranzig werden und verharzen.

Zur Ölschmierung verwendet man:

Maschinenöle (leichte, mittel und zähflüssige)
Spindelöle (dünnflüssig, Nähmaschinenöle)
Zylinderöle (sehr zähflüssig).

Zur Fettschmierung nimmt man:

Maschinenfette (Staufferfette)
Wagenfette
Wälzlagerfette.

Die Öle dürfen keine Bestandteile enthalten, welche die Metalle angreifen (Wasser, Säure) und müssen gegenüber Luft-, Druck- und Temperaturveränderungen unveränderlich sein.

Die Fettschmierung kommt für einfache und schlecht zugängliche Gleitlager in Frage; ferner für die Schmierung von Maschinen bei Staubeinfluß. Die Maschinenfette sind Mischungen der Lösungen von Kalkseife und Mineralöl.

k) Schleifmittel

Hierzu gehören: Flint, Schmirgel, Glaspulver.

Flint-Feuerstein ist als Mineral eine dunkle Quarzabart, der in der Steinzeit zu Waffen und Werkzeuge verarbeitet wurde.

Schmirgel ist ein Gemisch von Korund und Hämatit, welches im Ägäischen Meer, Türkei und Ural gewonnen wird. Dabei ist Korund ein sehr hartes Mineral (Aluminiumoxyd), das durch Chrom- und Eisenverbindung gefärbt ist. Hämatit ist ebenfalls ein Mineral (Eisenglanz-Roteisenstein-Eisenoxyd). Schmirgel wird auf Papier oder Leinen aufgetragen, aufgeklebt und ergibt das Schmirgelleinen bzw. -papier. Mit keramischen Beimischungen gepreßt sehen wir es als Schleifscheibe im Betriebe. In dieser Verarbeitung wird Schmirgel als Schleifmittel insbesondere für Metalle verwendet. Zum Schleifen von Holzteilen wird vielfach Glaspapier benutzt. Durch Aufkleben von Glaspulver in den verschiedenen Splittergrößen auf Papier wird das Glaspapier hergestellt.

l) Kreide

Ist weißer Kalkstein, ein Mineral aus Schalen unzähliger kleinster Lebewesen der Kreidezeit. Er kommt vor in Dänemark, auf der Insel Rügen, in England und in der Champagne(Frankreich). Die Kreide findet Verwendung zur Glasherstellung, zu Malerfarben, als Putz- und Poliermittel, als Schulkreide, Fettkreide und mit Leinöl als Glaserkitt.

m) Talkum

Ist ein Magnesiumsilikat und wird als medizinisches Streupulver und als Gleitmittel eingesetzt.

n) Vaseline

Ist ein Destillationsrückstand vom Erdöl und wird als Raffinade in der Medizin und Kosmetik als Gleitmittel benutzt.

o) Wachs

Ist eine fettähnliche Absonderung der Bienen und wird von diesen zu Waben verarbeitet. Es ist gelblich bis gelblichweiß. Der Bandagist nimmt es zum Glätten des Nähfadens, welcher dadurch in seiner Struktur beständig und gleitfähiger wird. Pflanzenwachs wird von gewissen Palmen gewonnen. Als Mineralwachs wird das Erdwachs (Ozokerit) bezeichnet.

p) Plastisches Holz

Als plastisches Holz wird ein Gemisch von besonders geeignetem, feinstem Holzmehl und Zellulose-Klebstoff und anderen Beimischungen angesprochen, das in teigförmigem Zustande aufgetragen und dann an der Luft schnell holzhart wird. Man benutzt es sehr viel in der holzverarbeitenden Industrie zur Beseitigung der in den Nutzhölzern auftretenden Fehler aller Art. Auch der Orthopädiemechaniker gebraucht es zum Abändern und bei der Wiederherstellung der Kunstglieder und Leisten, bzw. zur Beseitigung von Schäden und Herstellung von Formen.

Die Stellen, auf die das plastische Holz aufgetragen werden soll, müssen trocken, fett- und harzfrei sein. Ein Aufrauhen der Auflageflächen und ein Anfeuchten derselben mit einem geeigneten Lösungsmittel erhöht die Festigkeit der Verbindung.

Fortsetzung Seite 103

V. Leistungszahlen für Werkstoffe

Werkstoff Wasser bei 4° C = 1,0	Spezifisches Gewicht	Festigkeit für Zug kg/mm²	Festigkeit für Druck kg/mm²	Bruchdehnung %	Härte nach Brinell kg/mm²	Schmelztemperatur °C	Siedepunkt °C
A. Feste Körper							
I. Metalle							
Blei	11,4					335°	1750°
Gußeisen	7,3					1500°	2450°
Kupfer	8,9					1083°	2340°
Nickel	8,7					1450°	3075°
Orthopäd. Stahl	7,85	60–80		15–20	200		
Silber	10,5						
Zink	7,1–7,2					419°	910°
Zinn	7,3					232°	2360°
Chrom						1700°	2200°
Mangan						1250°	2030°
II. Legierungen							
Aluminium	2,6–2,75					etwa 658°	2370°
Duralumin	2,8						
Durana	—	51–63		7	125–145		
Bronze	7,4–8,9						
Elektron Knetleg.	1,8	19–32		5–14	39–63		
Elektron Gußleg.	1,8	16–32		2,5–12	50–65		
Magnesium	1,7					650°	1097°
Messing						900°	
III. Hölzer, trocken							
Abachi	0,38						
Ahorn	0,58–0,66						
Akazie	0,71–0,74	14,75	770		8,0		
Birke	0,61–0,66						
Eiche	0,65–0,69						
Erle	0,49–0,51						
Esche	0,73						
Fichte	0,5						
Kastanie	0,53–0,59						
Linde	0,51						
Nußbaum	0,63–0,68						
Pappel	0,40–0,47	7,7	385		3,1		
Rotbuche	0,68–0,73						
Weide	0,52–0,64	6,4	280		3,5		
Weißbuche	0,72–0,83						
Whitewood	0,39–0,45						
IV. Leder							
Lohgare Leder, ungef.	0,8–1,0	1,7–3,5			20–60		
Lohgare Leder, gefett.	1,0	1,7–3,5			20–60		
Chromgare Leder, ungefettet	0,7–0,8						

Werkstoff Wasser bei 4° C = 1,0	Spezifisches Gewicht	Festigkeit für Zug kg/mm²	Festigkeit für Druck kg/mm²	Bruchdehnung %	Härte nach Brinell kg/mm²	Schmelztemperatur °C	Naßfestigkeit
V. Kunststoffe							
Kunstharze:							
Phenoplaste	1,35	6	1300				
Mipoplam	0,134–0,138	5–6	800	17–20	10		
Kunstpreßstoff	1,35	9	2500-3000		40		
Zellon (aus Azetylzellulose)	1,3	5		25–40	5–6		
Zelluloid (aus Nitrozellulose	1,38	6–7		30–50	6–7		
Vulcanfiber							
a) in Längsrichtung	1,1–1,45	8–12	3000		8–14		
b) in Querrichtung.	1,1–1,4	5–8					
Plexidur	1,17						
VI. Fasern							
Schafwolle	1,30–1,32	12–16		40–50			80
Baumwolle	1,54–1,55	30–40		8–15			105
Seide, entlastet	1,22–1,36	41–49		12–18			
Flachs	1,50	45–90		1,5–3,5			
Zellwolle	1,46–1,60	20–25		15–25			50
Perlonfaser, Nylonfaser	1,13–1,14	45–90	35–45				90
Reyon (Kunstseide)	1,30–1,55						
VII. Sonstige							
Kautschuk	0,91–0,93	3,0			bis 1000	125°	
Gips	2,32						
Kreide	2,65						
Talkum	2,7						
Wachs	0,95						
Vaseline	0,86						
B. Flüssige Körper							
VIII. Äther	0,73				– 118	35	
Alkohol	0,79				– 100	78,5	
Benzin	0,68–0,7						
Benzol	0,89						
Glyzerin	1,1–1,2						
Erdöl	0,8						
Quecksilber	13,6				– 38,9	357	

Das aufgetragene plastische Holz wird fest angedrückt und evtl. geglättet. Nach dem völligen Erhärten wird die Oberfläche in üblicher Weise abgeschliffen oder gehobelt, überhaupt genau wie gewöhnliches Holz bearbeitet.

Besonders sei die Ausbesserung von Luftrissen, Astlöchern, Harzgallen, Absplitterungen, sowie das Ausfüllen der Schraubenkopfvertiefungen erwähnt, wobei das plastische Holz geradezu unentbehrlich ist.

Das plastische Holz bröckelt nicht aus, hält Nägel und Schrauben unbedingt fest und ist unempfindlich gegen Feuchtigkeit, Körperschweiß, Witterungseinflüsse, ölhaltige Stoffe usw. Es kann nach vorherigem Abschleifen wie gewöhnliches Holz gebeizt oder poliert, lackiert und mit sonstigen Anstrichen versehen werden.

Mit einem geeigneten Lösungsmittel kann das plastische Holz wieder erweicht oder auch zur Herstellung einer glatten Oberfläche geglättet werden.

Jedenfalls ist das plastische Holz und sein Lösungsmittel ein unentbehrliches Hilfsmittel in jeder holzverarbeitenden Werkstatt.

VI. Werkstoffschädigungen

Bei der Beschreibung der verschiedenen Werkstoffe wurde bereits auf die Schutzmaßnahmen hingewiesen, die notwendig sind, um eine vorzeitige Abnutzung durch die chemische Einwirkung des Körperschweißes zu verhindern. Körperschweiß ist eine flüssige Absonderung unter Einfluß des Nervensystems. Auf körperliche Arbeit und seelische Erregung antworten die Schweißdrüsen mit einer verstärkten Tätigkeit. Die Schweißdrüsen erfüllen dabei zwei Aufgaben, nämlich die Entfernung von Stoffwechselprodukten aus dem Körper und Unterstützung der Nieren und des Darmes. Die Mengen der täglichen Schweißausscheidungen sowie ihr Gehalt an organischen und anorganischen Bestandteilen sind schwankend. Es gibt Fälle übermäßiger und krankhafter Schweißabsonderungen, z. B. Fußschweiß, Achselschweiß, aber auch Stumpfschweiß bei Amputierten, die in jedem Falle von dem Betroffenen als lästig empfungen werden.

Dr. Prieß sagt hinsichtlich der Schädigungen der Werkstoffe durch Körperschweiß:

> „Die festgestellten täglichen Absonderungsmengen des Schweißes mit einem Gehalt bis zu 0,5% Harnstoff können nach Verdunsten seines Wassergehaltes zu erheblichen Anreicherungen des Harnstoffes an einzelnen Stellen der Bekleidung sowie an Kunstgliederteilen führen. Hieraus läßt sich ermessen, welche Mengen freien Ammoniaks aus dem Zerfall des Schweißharnstoffes für den dauernden Angriff auf die Werkstoffe entstehen können. Das freiwerdende Ammoniak ist selbst in kleineren Mengen imstande, auf viele Werkstoffe zerstörend einzuwirken.
>
> Bei den unedlen Metallen (Eisen, Aluminium und seinen Legierungen) tritt durch die gemeinsame Einwirkung von Kochsalz und freiem Ammoniak allmählich eine kaustische Versprödung ein. Werkstoffe tierischen Ursprungs, wie Leder, Wolle, Seide, die zu den Eiweißstoffen gehören, verbinden sich chemisch besonders leicht mit Ammoniak. Je nach dem Grad der Einwirkung des Ammoniaks auf das große Eiweißmolekül können diese Werkstoffe grundlegend bis zur Auflösung gespalten werden.“

Bei der Gegenüberstellung der chemischen Bestandteile von Schweiß und Harn wurde bei beiden das Vorhandensein von Harnstoff, $CO(NH_2)_2$, festgestellt. Eine Anreicherung von Harnstoff auf den besonders an stark schwitzenden Körperteilen getragenen Werkstoffen ist unvermeidlich und nach den Ergebnissen einschlägiger Forschungen werden die beobachteten Schweißschädigungen auf die biologische Harnstoffzersetzung zurückgeführt. Nach Dr. H. Prieß hat Pasteur bereits 1860 festgestellt, daß der bei der Harnfäulnis bekannte Zerfall des Harnstoffes in Ammoniak und Kohlensäure durch die Tätigkeit von Spaltpilzen hervorgerufen wird. Andere Bakteriologen haben später ermittelt, daß die Harnstoffspaltung hauptsächlich von Bodenbakterien (aerobe sporenbildende Mikrokokken, Staphylokokken und Sazine und einige Pilzarten) vorgenommen wird, die sich aber nicht nur im Boden und in der Luft, sondern auch in der menschlichen Kleidung und sogar auf der Hautoberfläche befinden. Die Tatsache, daß der Harnstoff im Schweiß der gleichen biologischen Zersetzung wie im Harn unterliegt, läßt sich bei allen Schweißausscheidungen durch die infolge Bildung von Ammoniak nach kurzer Zeit eintretende alkalische Reaktion erkennen. Das freiwerdende Ammoniak ist selbst in kleinen Mengen imstande, auf viele Werkstoffe eine zerstörende Wirkung hervorzurufen. Dazu kommt, daß bei den verschiedenen Werkstoffen eine Empfindlichkeit gegen Schweiß vorhanden ist und allein schon deshalb eine Vorbehandlung dieser Werkstoffe nötig wird, um die Angriffe des Körperschweißes abzuwehren.

Holz erweist sich gegenüber solchen chemischen Angriffen als ziemlich widerstandsfähig. Immerhin besteht bei einer ungeschützten Holzoberfläche die Gefahr, daß die ständige Einwirkung von Körperschweiß eine Quellwirkung hervorrufen kann. Aber auch eine an der Stumpfinnenseite angebrachte Schellackpolitur als Schutz wird durch den ammoniakalischen Schweiß abgelöst, und dieser bewirkt den Entzug von Lignin, sowie harzigen Bestandteilen und Gerbstoffen, so daß die Feuchtigkeit ungehindert in den Holzkörper eindringen und den Zerstörungsprozeß vollenden kann. Das Holz quillt, die Festigkeit verringert sich und das Holz platzt in der Faserrichtung auf.

Weich- und Leichthölzer werden zweckmäßig vor der Verarbeitung mit einer Benzylzelluloselösung getränkt. Als Schutz gegen die Schweißabsonderung hat sich die Zellonierung bzw. der Anstrich mit den in diesem Buch beschriebenen Kunstharzlacken als ziemlich widerstandsfähig erwiesen.

Leder ist je nach den verschiedenen Gerbverfahren verschieden widerstandsfähig gegen alkalische Angriffe.

Lohgares Leder ist als besonders empfindlich anzusehen. Die pflanzlichen Gerbstoffe werden durch Ammoniak und Alkalien und ebenso durch Schweiß aus dem Leder herausgelöst und führen zur Zerstörung der Hautfaser.

Chromgegerbtes Leder dagegen ist gegen Körperschweiß beständiger, wenngleich es auch z. B. als Schuhleder durch Einwirkung des Fußschweißes an Festigkeit verliert und dann hart und brüchig wird.

Fettgegerbtes Leder – die sog. Sämischleder – weisen eine verhältnismäßig höhere Widerstandsfähigkeit gegen Körperschweiß auf. Auf die Dauer gesehen spaltet jedoch der ammoniakhaltige Schweiß die Fettsäureverbindung mit der Haut und zerstört ebenfalls die Hautsubstanz des Leders. Ebenso ist es bei den fettgaren Ledern, die mit Alaun oder Talg u. ä. stark gefettet sind.

Walkleder, das meistens zu Stumpfschäften, Hülsen, Apparatschuhen, Sandalen u. ä. verarbeitet wird, läßt sich auch nicht durch die Fütterung mit Sämischleder oder Moleskin gegen die zerstörende Wirkung des Körperschweißes schützen. Es tränkt sich mit Schweiß, wird dadurch entgerbt und weich, und wenn es dann wieder getrocknet ist, hat es seine innere Festigkeit verloren. Es wird hart und brüchig und damit unbrauchbar. Teile aus Leder, die mit Stahlschienen gestützt werden, müssen die Verbindung zwischen Leder und Schienen durch Messing- oder Kupfernieten haben. Das gleiche gilt auch für das Anbringen der Ledersohlen an den Plattfußeinlagen. Werden solche Verbindungen mit Eisennieten vorgenommen, so rosten die Nieten unter der Einwirkung des Schweißes, der unter Mitwirkung der gelösten Gerbstoffe und des Kochsalzes seine zerstörende Tätigkeit ausübt. Das Leder wird weitgehend brüchig und unbrauchbar, weil es an der Nietstelle ausbricht. Die starke Durchrostung von Stahlteilen an Lederprothesen hat die gleiche Ursache. Aus dem gleichen Grunde sollen auch für die Ösen- und Schnürleisten nur Messingösen — wenn möglich noch vernickelt — verwendet werden.

Ein Schellacküberzug ist als Oberflächenschutz beim Leder unzweckmäßig und unzureichend, da die ammoniakalische Flüssigkeit den Schellack schnell erweicht und ihn ablöst. Als zweckmäßiger Schutz des Leders kann das Tränken und Überziehen mit Zelluloseätherlack unter Zusatz geeigneter Kunstharze und Weichmacher angesehen werden.

Metalle. Bei den Schweißschäden an Metallen spricht man meistens von der Korrosion des Materials, das von der Oberfläche aus durch unbeabsichtigte chemische und elektrochemische Angriffe zerstört wird. Als besonders empfindlich gegen Schweißangriffe wird das Leichtmetall angesehen. In seinem Buche über Werkstoffe schreibt Dr. H. Prieß hinsichtlich der Korrosionsvorgänge folgendes:

„Die Empfindlichkeit der einzelnen Metalle gegen Schweißangriffe richtet sich, wie bei allen Korrosionserscheinungen, nach ihrer Stellung in der elektrolytischen Spannungsreihe, soweit nicht durch die Bildung von Oxydschichten an der Metalloberfläche andere Verhältnisse gegeben sind. Unter elektrolytischer Spannungsreihe versteht man die nach Größe des elektrolytischen Potentials geordnete Reihe der chemischen Elemente. Dabei ist das elektrolytische Potential der Wert der elektromotorischen Kraft eines in wäßriger Lösung von 18° C und normaler Konzentration des zugehörigen Salzes eintauchenden Metalles, gemessen gegen Wasserstoff = O. Für die hier in Frage kommenden Metalle gilt folgende elektrolytische Spannungsreihe (in Volt):

Magnesium	— 1,87	zweiwertige Ionen in Lösung.“
Aluminium	— 1,45	
Zink	— 0,76	
Chrom	— 0,50	
Eisen	— 0,43	
Kadmium	— 0,42	
Kobalt	— 0,29	
Nickel	— 0,22	
Blei	— 0,12	
Zinn	— 0,10	
Wasserstoff	u. — 0,00	
Kupfer	u. 0,35	
Quecksilber	u. 0,75	
Silber	u. 0,80	
Platin	u. 0,87	
Gold	u. 1,50	

Durch die sich beim Aluminium und Magnesium an der Oberfläche in kürzester Zeit selbsttätig bildende Oxydhaut werden diese Metalle mit wertvollen chemischen Eigenschaften gegen chemische Angriffe geschützt. Wenn trotzdem eine erhöhte Korrosionsempfindlichkeit bei den im Orthopädie-Handwerk zu verarbeitenden Leichtmetallen besteht, so ist die Ursache in den chemisch-physikalischen Bedingungen zu suchen. Bei den chemischen Wirkungen des Körperschweißes auf Leichtmetall, das für Kunstbeine verwendet wurde, ist C. Göcke bei seinen Forschungen zu dem Ergebnis gekommen, daß es sich bei den Zerstörungen durch Körperschweiß um einen gleichzeitigen Angriff von Kochsalz und Fettsäuren handelt. Wissenschaftliche Untersuchungen haben außerdem ergeben, daß kupfer- und zinkhaltige Aluminiumlegierungen durch Chloride schneller und stärker angegriffen werden als reines Aluminium und solche Legierungen, die nur Magnesium und Silizium enthalten. Je dünner die Chloridlösungen sind (weniger als 3% NaCl), desto leichter greifen sie die Metalloberfläche an, während bei konzentrierten Lösungen das reine oder Reinstaluminium in der Regel verhältnismäßig beständig bleibt. Bei den kupferhaltigen Legierungen kann allein Kochsalz schon die Oberfläche des Metalles angreifen. Durch die im frischen Körperschweiß enthaltenen organischen Säuren wird ein solcher Angriff verstärkt. Da sich aber erfahrungsgemäß der von der Bekleidung aufgenommene Schweiß sehr bald in völliger bakterieller Zersetzung befindet und durch die dabei eintretende Aufspaltung des Schweißharnstoffes stark ammoniakalisch wird, tritt nunmehr ein vereinigter Angriff von Ammoniak und Kochsalz ein. Die sich sehr bald bildende und schützende Oxydschicht wird dabei schnell durchbrochen, das Kupfer herausgelöst und die nun porig gewordene Struktur des Metalles beschleunigt den Zerstörungsprozeß. Die durch den Körperschweiß verursachten Schäden der Leichtmetalle äußern sich zunächst durch Mattwerden und Anlaufen der Oberfläche und es entstehen dann punktförmige weiße Ausblühungen (bestehend aus flockigem $Al(OH)_3$), die sich nach und nach vergrößern. Allmählich erhält die Metalloberfläche eine rauhe und körnige Beschaffenheit, und durch die scheuernde Belastung des Werkstückes reiben sich mechanisch Metallteilchen ab, die dann die bekannten Verschmutzungen am Körper bzw. an den Wäschestücken ergeben. Soweit es sich dann um kupferhaltige Aluminiumlegierungen handelt (z.B. Duralumin) wird infolge des ausgeschiedenen Kupfers das Gefüge des Werkstoffes derart brüchig, daß es an den schwächsten Stellen zum Bruch des Materials kommt.

Die technische Entwicklung auf dem Gebiete der Leichtmetallindustrie hat in jüngster Zeit verschiedene Verbesserungen gebracht, um die Widerstandsfähigkeit der Leichtmetall-Legierungen gegen Korrosion auf ein erreichbares Maß zu erhöhen. Hierzu sei auch auf die Leichtmetall-Oberflächenbehandlung im Abschnitt „Leichtmetalle und ihre Legierungen" hingewiesen. Vielfach wird das Überziehen des Leichtmetalles mit Zelluloseester und -ätherlacken vorgenommen. Es hat sich bei den verschiedenen vorgenommenen Versuchen erwiesen, daß sowohl der Zellonlacküberzug wie auch die Eloxalschicht selbst ohne nachträglichen galvanischen Überzug das Material vor Schweißangriffen schützen können. Eloxierte und galvanisierte Werkstücke, wie Stumpftrichter u. a., sind aber als widerstandsfähiger anzusprechen. Bei den Verbindungsnähten, die sich bei der Verarbeitung zu einem Werkstück ergeben, sind die Nietstellen oft Angriffsstellen für den Körperschweiß. Die Vernietung soll daher mit Leichtmetallnieten erfolgen; noch besser ist jedoch die autogene Schweißung, bei welcher gute korrosionsbeständige Schweißnähte erzielt werden können. Bei

Eisen und Stahl ist bekannt, daß diese Werkstoffe ohne Oberflächenschutzschicht sehr leicht rosten. Die Rostbildung kommt bekanntlich dadurch zustande, daß das Eisen als unedles Metall bei normaler Temperatur Wasser unter Wasserstoffentwicklung zersetzt. Schon an feuchter Luft überzieht sich ein unlegierter Stahl mit dem rotbraunen Rost. Am Körper wird dieser Zustand dadurch beschleunigt, weil der Körperschweiß Kochsalz enthält, und auch das bei der Zersetzung des ebenfalls vorhandenen Harnstoffes entwickelte Ammoniak zeitigen chemische Vorgänge wie beim Leichtmetall. Es tritt eine vorzeitige Minderung der Elastizität und eine Verringerung der Festigkeit und Härte ein, die nach einer gewissen Zeit bei dauernder Belastung des Werkstückes zu einem Bruch des Werkstoffes führen.

Legierte Stähle, wie V-2-a-Stähle, Chromnickel- und Chromvanadiumstahl u. a. sind nicht nur weitgehendst rostfrei, sondern auch beständig gegen Angriffe durch Körperschweiß. Unlegierte Stähle haben sich mit einem Überzug aus Lack als nicht widerstandsfähig erwiesen, während sich das Brünieren bewährt hat. Immerhin ist jedoch die galvanische Verchromung und die Vernickelung des Stahles als wirksamster Schutz zu nennen, wenn die Überzüge genügend stark und porenfrei hergestellt sind. Siehe hierzu die Beschreibung unter Orthopädiestahl.

Wird Stahl mit anderen Metallen wie Kupfer oder Legierungen verbunden, so ist an den Verbindungsstellen immer die Gefahr einer Korrosion vorhanden, wie überhaupt auch die Nietstellen bei der Verbindung von Stahl mit Leder u. ä. Werkstoffen in erster Linie die Angriffsstellen des Körperschweißes sind. Vom Standpunkt der Metallkorrosion sollte man solche Verbindungen vermeiden, aber zur Schonung und Stützung des Schaft- und Hülsenleders (Walkleder) hat sich bisher keine andere Lösung ergeben. Die Bruchbandfedern werden aus Federstahl gefertigt und sind auch der unmittelbaren Einwirkung des Körperschweißes ausgesetzt. Zum Schutz gegen zerstörende Einwirkungen des Schweißes werden sie zunächst mit Asphaltlack gestrichen, dieser eingebrannt und nachfolgend mit Nitrozelluloselack überzogen.

Vulkanfiber wird bei stark schwitzenden Prothesenträgern oft in kurzer Zeit unbrauchbar, wenn es keinen hinreichenden Oberflächenschutz hat. Eine Schellackpolitur kann wegen der leichten Löslichkeit in Ammoniak keinen Schutz bieten. Vulkanfiber ist ein wenig feuchtigkeitsbeständiger Werkstoff, bei dem außerdem weniger die Ammoniakwirkung als die zur Erreichung des Werkstoffes führende Feuchtigkeitsaufnahme die maßgebliche Rolle spielt. Einen ausreichenden Schutz erreicht man durch Zelluloseester und -ätherlacke.

Kautschuk ist gegen Säure und alkalische Lösungen außerordentlich beständig und wird deshalb überall dort eingesetzt, wo ein höherer Korrosionsschutz und auch Beständigkeit gegen Körperschweiß erforderlich ist. Gegen ammoniakalische Angriffe sind z. B. Weichgummi (Patentgummi) und Hartgummi fast unbegrenzt haltbar. Auftretende Schäden im Werkstoff sind entweder Alterserscheinungen oder Mängel, die auf unrichtige Vulkanisierung des Kautschuks zurückgeführt werden können.

Lacke und Anstrichfarben können sich für einen Werkstoff als schädlich erweisen, wenn ihnen die

1. Unschädlichkeit für die Haut,
2. Beständigkeit gegen Körperschweiß,
3. weitgehende Haftfestigkeit auf dem Grundstoff

fehlen. Daraus folgert, daß der Lack, der mit der menschlichen Haut in Berührung kommt, keinerlei gesundheitsschädliche Bestandteile enthalten darf. So kann z. B. bereits ein geringer Bleigehalt eines Leinölfirnisses mit der Zeit Reizungen auf der Stumpfhaut ausüben. Ebenso können durch den Schweiß aus dem Lack herausgelöste schädliche Pigmente leicht in die Haut einreiben und gleiche Schädigung hervorrufen. Deshalb dürfen die Lacke und auch die Anstrichfarben keine giftigen Farbstoffe oder auch giftige Chrom-, Blei- u. ä. Verbindungen enthalten. Öllacke und Schellackpolituren haben sich für den

Kunstgliederbau als ungeeignet erwiesen. In der Hauptsache werden Nitrozellulose- und Azetylzelluloselacke angewendet, die eine große Elastizität und eine hohe Haftfestigkeit besitzen.

Leime. Die tierischen Leime, wie alle Eiweißstoffe, sind gegen ammoniakalische Angriffe nicht beständig und sind demnach mit Rücksicht auf die Wirkung des Körperschweißes auszuschalten. Sie enthalten als Grundstoff Eiweißabkömmlinge, die zur Gruppe der Albuminoide gehören und im wesentlichen aus Glutin bestehen. Der feuchte Körperschweiß ruft zunächst an den Verleimungsstellen ein Quellen des Leimes hervor, wobei die eiweißlösende Wirkung des Ammoniaks verstärkend beiträgt und bei der dann eintretenden ammoniakalischen Reaktion im erweichten Leim ist dann die Voraussetzung für eine bakterielle Zersetzung gegeben. Auch Kaseinleim wird nicht immer für die Verleimung von Holz verwendet, denn er enthält wohl stets freies Alkali und das erhöht seine Wasserfestigkeit und seine Widerstandsfähigkeit gegen die Einwirkung des Körperschweißes, aber Holz und andere Werkstoffe werden durch Alkali in dieser Konzentration angegriffen und verfärben. Am widerstandsfähigsten gegen Körperschweiß haben sich die bakelitartigen Kunstharzleime (wie Kaurit-Tegofilm u. a.) und auch die Zelluloseesterklebstoffe erwiesen. Sie zeichnen sich durch eine große Unempfindlichkeit gegen Feuchtigkeit und Säuren aus und besitzen eine große Haftfestigkeit.

VII. Anhang: Halb-, Paß- und Serienteile sowie Rohlinge für das Orthopädie-Handwerk

Wie in anderen Handwerkszweigen hat die Technik auch im Orthopädie-Handwerk ein Betätigungsfeld gefunden. Die einschlägige Industrie hat in Zusammenarbeit mit dem Handwerk und Ärzten Mittel und Wege gefunden, die handwerkliche Arbeit durch die Bereitstellung hochwertiger industriemäßig hergestellter Halb-, Paß- und Serienteile zu fördern und zu erleichtern. Die Verwendung solcher Teile ermöglicht es dem Handwerk, seine Preiskalkulation für den Verbraucher günstiger zu gestalten.

So können hier im großen Rahmen aufgezeichnet werden:

a) aus Holz:

Paßteile:
- Armpaßteile (Unterarmteile mit Ellbogenstück)
- Wade mit Knieteil für künstliche Beine,
- Kunsthände (steif oder mit beweglichen Fingern),
- Kunstfüße (kombiniert mit Blockfilzsohlen, steif oder mit Knöchelgelenk oder elastischem Knöchelgelenk aus Gummi o. ä. Werkstoff);

Rohlinge: Oberschenkelteile (Stumpftrichter),
Knieteile (Holzknie),
Unterschenkelteile (Wadenteile),
Knöchel- und Fußteile,
Holzfedern.

b) aus Metall und Metallegierungen:

Serienteile: Armschienen,
Beinschienen,
Apparateschienen,
Gelenkachsen für Beine und Arme,
Gelenkstücke für Beine und Arme,
Arbeitsansatzstücke für Arbeitsarme,
Scharnier- u. a. für Stützkorsette,
Gelenkbolzen und -schrauben,
Buchsen für die Gelenklager,
Federn,
Kugellager,
Ventile für Arm- und Beinprothesen,
Rollen und Teile für Rollgarnituren,
Gurtklemmen und sonstige Metallkurzwaren;

Rohlinge: Formzuschnitte für Einlagen,
Formzuschnitte für Einlagen-Holzledertechnik,

c) aus Blockfilz: Ausschnitte für Halbfilzfüße.

d) aus Leder: Leder-Kunsthände,
Rohhülsen für Beine und Arme.

Daneben sind von den verschiedenen Paßteilherstellern Halb- und Paßteile der verschiedenen Systeme und in den verschiedenen Konstruktionen im Handel, die dem Handwerker für die Herstellung orthopädischer Hilfsmittel in geprüfter und bewährter Ausführung zur Verfügung stehen.

VIII. Die Orthopädie-Werkstatt

Die Orthopädischen Versorgungsstellen als die Verwaltungsbehörden des Landes, die Sozialversicherungsträger (Berufsgenossenschaften, Krankenversicherung und Altersversorgung) und die öffentlichen Sozialämter sind — als Kostenträger — heute als die Hauptabnehmer in unserem Handwerk anzusehen. Ihre Aufgabe bringt es mit sich, zur Sicherung einer ordnungsgemäßen Deckung des anfallenden Bedarfs mit unserer Handwerksvertretung (Bundesinnungsverband—Innung) entsprechende Lieferabkommen zu vereinbaren. Soweit nicht die Innungen für ihre Mitglieder die Zulassung zu den Lieferungen für Rechnung dieser amtlichen Stellen erwirkt haben, muß sich der Fachkollege durch einen Antrag selbst um seine Zulassung als Lieferant bemühen. Dabei hat er zu beachten, daß die auftraggebenden Stellen nicht nur das Recht, sondern auch die Pflicht haben, im Interesse des von ihnen betreuten Personenkreises von dem Lieferanten ausreichende Garantien für die ordnungsgemäße Erfüllung der Lieferaufträge zu verlangen. Dazu gehören nicht nur die Vereinbarungen über die sachliche Leistung und die schriftliche Garantie für etwaige Nachleistungen und Regreßansprüche. Der Auftraggeber beansprucht auch das Recht, sich durch persönliche Prüfung aller sachlichen Voraussetzungen davon zu überzeugen, daß der Lieferant sachlich und materiell allen Anforderungen angemessen gerecht werden kann. Neben der persönlichen Eignung des Lieferanten müssen aber auch alle sonstigen Voraussetzungen so vorhanden sein, daß die Aufträge der amtlichen Stellen reibungslos abgewickelt werden können. Hierzu gehört, daß der Lieferant die Gewerbeerlaubnis und für seine Eintragung in die Handwerkerrolle die vorgeschriebene Handwerkskarte besitzt. Dazu wird als selbstverständlich angesehen, daß seine finanziellen Verhältnisse geregelt sind und er seinen Verpflichtungen gegenüber Finanzamt, Berufsgenossenschaft, Krankenkasse, Lieferanten usw. pünktlich nachkommt. Ebenso wichtig ist, daß er seine Kunden in geeigneten Räumen bedienen kann und auch eine Werkstatt mit ausreichenden Einrichtungen besitzt, in der die bestellten orthopädischen Hilfsmittel in der vorgeschriebenen Ausführung hergestellt werden können. Es dürfte im Interesse mancher älterer und auch der jüngeren Fachkollegen wünschenwert sein, darüber etwas ausführlicher zu werden, um damit Anregungen für Verbesserungen und Ergänzungen zu geben. Wir wissen, daß infolge des Krieges auch auf diesem Gebiete reichlicher Schaden angerichtet wurde, der nun endlich beseitigt werden muß. Wer seinen Betrieb überholen bzw. zeitgemäß einrichten will, wird diese Ausführungen daher gern zur Kenntnis nehmen.

Die meisten Fachgeschäfte haben ein Schaufenster, und wenn wir damit beginnen wollen, dann deshalb, weil es die Visitenkarte des Geschäftes ist. Betrachten Sie es einmal von außen und ziehen Sie einen Vergleich mit anderen Läden in ihrer Nachbarschaft! Sie werden erkennen, daß neben der selbstverständlichen Sauberkeit auch im Schaufenster die nötige Sorgfalt in der Anordnung der auszustellenden Gegenständen zu beachten ist. Das Schaufenster ist das Blickfeld für den Interessenten; es muß deshalb anziehend und reizvoll wirken. Nicht alle Erzeugnisse unseres Fachs können ausgestellt werden. Wer selbst nicht über hinreichende Werbe- und Reklamefähigkeiten verfügt, sollte sich klugerweise von einem Werbefachmann oder einem guten Dekorateur beraten lassen.

Der Verkaufsraum ist da, um die fertige Ware an den Kunden abzugeben. Für die Maßnahme, Anprobe und Anpassung muß eine entsprechende Räumlichkeit vorhanden sein. Es ist in jedem Falle zu vermeiden, daß sich der Kunde im Verkaufsraum oder im Büro aus- und ankleidet.

Die Größe und der Umfang eines Unternehmens bestimmen die Größe und Einteilung der Kundenräume. Helle und saubere Räume wirken immer angenehm auf den Kunden. Wenn es am natürlichen Licht mangelt — was bei hohen Gebäuden im Erdgeschoß meistens der Fall ist — dann müssen hinreichend Beleuchtungskörper diesen Mangel beseitigen. Aber auch eine helle Wandbekleidung (helle Tapete, heller Farbanstrich) und helle Vorhänge wirken freundlich auf den Kunden und zeigen offensichtlich das Interesse, das der Kundschaft entgegengebracht wird. Ankleide-, Maßnahme- und Anprobierräume sollen möglichst voneinander getrennt, aber doch miteinander verbunden sein, damit der Ablauf der Bedienung sich harmonisch vollzieht. Zur Einrichtung gehört entsprechendes Mobiliar (Tische, Stühle, Spiegel, Kleiderhaken, Ascher). Im Maßnahmeraum müssen Einrichtungen und Werkzeuge und in der „Anprobe" die nötigen Geräte und Utensilien bereitgestellt sein, damit alle erforderlichen Arbeiten ohne Verzögerung ausgeführt werden können. Welcher Art diese sind, weiß jeder Fachmann selbst. Als Anproberaum für Kunstbeinträger ist ein Raum von etwa 4 m Länge vorzusehen, damit der Patient mit der Prothese einige Schritte zur Probe gehen kann.

Die Orthopädie-Werkstatt ist ein Thema, über welches anscheinend noch manche Unwissenheit herrscht. In den Büchern:

„Die Arbeitsstätte des Chirurgen und Orthopäden" von Dr. Oscar Langemak,
„Orthopädische Technik" von Prof. Dr. Gocht,
„Lehrbuch für Bandagisten und Orthopädiemechaniker", von H. Pfau,

findet der Fachmann sehr gute Anweisungen mit allen Einzelheiten. Die Werkstatt bzw. der Betrieb muß so eingerichtet sein, daß er den gesetzlichen Bestimmungen entspricht und der Lieferant mittels seiner Werkstatt- oder Betriebseinrichtungen alle zur Ausführung der erteilten Aufträge nötigen Arbeiten ausführen kann. Es kann sich heute niemand mehr darauf berufen, daß er infolge Kriegsschaden nicht in der Lage sei, diese Voraussetzungen zu erfüllen. Es bleibt sich dabei gleich, ob der Unternehmer selbst und allein in seiner Werkstatt arbeitet oder einen oder mehrere Mitarbeiter beschäftigt.

Die in jedem Unternehmen vorhandenen Gefahrenquellen erfordern Schutzmaßnahmen, zu denen der Werkstatt- oder Betriebsinhaber durch die Vorschriften der

1. Reichsgewerbeordnung und die staatliche Gewerbeaufsicht,
2. Reichsversicherungsordnung, die Unfallverhütungsvorschriften und die Berufsgenossenschaften

gesetzlich angehalten wird. Betriebs- und Arbeitsschutz sind auch in unserem Handwerk angesichts mancher unfallgefährlicher und gesundheitsschädlicher Arbeitsvorgänge heutzutage notwendige Einrichtungen, die nach dem Stand der Technik und der Leistungsfähigkeit der Wirtschaft auch vom kleinsten Handwerksbetrieb zur Erhaltung von Leben und Gesundheit des schaffenden Menschen unterhalten werden müssen. Ebenso haben sich die Arbeitszeit- und Schutzaltersbestimmungen als nötig erwiesen. Auch für die betrieblichen Räume eines Unternehmens gilt das anfangs Gesagte: Helle und saubere Arbeitsräume dienen der Gesundheit und geben dem Arbeitenden Freude an seinem Tun! Kellerwerkstätten können in der heutigen Zeit nicht mehr geduldet werden.

Unser Fach erfordert vielseitiges Können, und darum muß auch die Werkstatt je nach Umfang und Größe zweckentsprechend eingeteilt sein. Grundsatz ist, die Bandagisten- von der Mechanikerwerkstatt zu trennen. Soweit es die Räumlichkeiten gestatten, empfiehlt es sich, die

Gipserarbeiten,
Leder- und Stoffarbeiten,
Schmiedearbeiten,
Mechanikerarbeiten,
Schleifer- und Galvanisierungsarbeiten,
Holzbearbeitung,
Lack- und Anstricharbeiten

in getrennten Räumen auszuführen, denn wir wissen, daß manche Arbeitsvorgänge Schmutz, Staub, Abfälle, Abdämpfe u. a. mit sich bringen, was sich mit den Anforderungen eines Betriebes an die Hygiene nicht in Einklang bringen läßt, wenn davon die gesamte Werkstatt betroffen wird, während bei entsprechender Raumteilung in jeder Hinsicht ein Schutz geschaffen werden kann. Die einzelnen Arbeitsvorgänge erfordern aber auch Konzentration der Gedanken. Laute Geräusche und Lärm müssen darum möglichst auf die Räume begrenzt werden, wo sie nicht zu vermeiden sind. Offenes Feuer ist in Räumen für Holzbearbeitung, in der Bandagen- oder Malerwerkstatt verboten. In allen Räumen sind entsprechende Schutzeinrichtungen zu schaffen.

Die Arbeitsplätze in den einzelnen Arbeitsräumen sind tunlichst so einzurichten, daß die natürliche Lichtquelle dem Arbeitenden zugute kommt. Ist man auf künstliches Licht angewiesen, empfiehlt es sich, bei der Anschaffung der Beleuchtungskörper solche zu wählen, die als Betriebs- oder Arbeitsleuchten üblich sind.

Ein Handwerksbetrieb, der sich nur mit der „Kleinorthopädie“ (Einlagen, Bruchbänder, Leibbinden, Suspensorien, kleine Bandagen und sonstigen kleinen Hilfsmitteln für Krankenkassen) beschäftigt, wird natürlich auch seine Werkstatt mit geringeren Mitteln einrichten können, als ein Unternehmen, das sich mit der Großorthopädie (Herstellung von Kunstgliedern, Apparaten und anderen orthopädischen Hilfsmitteln) befaßt. Es kann dabei nicht gesagt werden, ob für die Zulassung als Lieferant für die „Großorthopädie“ diese oder jene Maschine oder Einrichtung angeschafft werden muß. Die zuständigen Stellen verlangen einmal, daß ihre Betreuten (Kriegs-, Unfall- und Zivilbeschädigte, Kassenmitglieder usw.) in zweckentsprechenden Räumen bedient und nach den Grundsätzen im wirtschaftlichen Leben als „Kunden“ behandelt und bedient werden. Dazu gehört, daß die Einrichtung der Betriebswerkstatt die vertraglich vereinbarte Leistung offensichtlich ermöglicht. Jeder vernünftig Denkende wird sich im Zeitalter der Technik auch der Maschinenarbeit bedienen, soweit dies möglich ist und den gegebenen Ausführungsvorschriften nicht zuwiderläuft. Es wäre absurd, anzunehmen, daß z. B. ein Bandagist grundsätzlich mit der Hand näht und der Mechaniker alle Bohr- oder Dreharbeiten von

Hand ausführt. Nähmaschinen, Steppmaschinen, Ösenmaschinen, Drehbank, Bohr- und Fräsmaschinen sind in jedem zeitgemäßen Betriebe eine Selbstverständlichkeit. Die Konkurrenzfähigkeit und eine genaue Kalkulation der Gestehungskosten erfordern es von selbst, sich einer Maschinenleistung ebenso zu bedienen, wie auch die Verwendung von Halb- und Serienteilen bei der Aufstellung unserer Reichspreisliste ausdrücklich vorgesehen ist. Wer sich solchen Notwendigkeiten verschließt, muß damit rechnen, daß er über kurz oder lang aus dem Wettbewerb ausscheiden muß.

Darum mag der Leser dieser Ausführungen das bisher Gesagte als Anregung für seine Werkstatt nehmen. Wie vielseitig und umfangreich eine komplette Werkstatt für Groß- und Kleinorthopädie in ihrer Einrichtung sein kann, sei noch aufgezeichnet:

a) Maßnahme:
Maßnahmetisch oder Ruhebett, Stuhl und Fußbänkchen oder Fußstütze,
Hängevorrichtung (Glissonsche Schwebe),
Trittspurzeichner für Maßeinlagen.

b) Gipserei:
Gipsölspender,
Modelliertisch, Gipskästen, Trockenanlage,
Werkzeuge: Gipsschale / Spachtel, Reibe / Raspel.

c) Bandagenwerkstatt:
Arbeitstisch, Materialschrank bzw. -kästen,
Nähmaschine / Steppmaschine / Ösenmaschine,
Werkzeuge: Walkhölzer / Riemenschneider, Nähkloben, Stoff- und Lederscheren / Walk- und Kneifzangen / Lochzange / Trenn-, Sattler-, Ledermesser / Sattlerhämmer, Nähring / Bandmaß, Zuschneidebrett, Falzbein / Senkelzange / Reiffelholz / Nähahle / Zirkel / Kantenzieher.

d) Schmiede:
Gasschmiede mit Gebläse oder Feldschmiede mit Esse, Amboß mit Holzbock, Hand-, Vorschlag-, Kreuzschlag-, Setz- und Ballhammer, Abschroter / Schrotmeißel, Schmiedezangen / Gesenke.

e) Schleifer und Vernickler:
Hierzu ist eine komplette Kleinanlage von den einschlägigen Firmen zu beschaffen. In größeren Städten empfiehlt es sich, die anfallenden Arbeiten von einem ansässigen Galvanisierungsunternehmen ausführen zu lassen, wenn die Anschaffung aus irgendwelchen Gründen nicht durchgeführt wird.

f) Holzbearbeitung:
Bandsäge mit Motor, Bendschleifmaschine, Trichterfräsmaschine, Fräsvorrichtungen, Abrichte — nach Möglichkeit Absaugeanlage —, Hobelbank-Werktisch, Schraubzwingen, Hobel, Stech- und Hohlbeitel, Ziehmesser, Zieheisen, Hand- und Gratsäge, Stichsäge / Holzraspeln, Holzhammer / Leimgerät / Schränkeisen, Nagel- und Forstnerbohrer u. a. Tischlerwerkzeuge.

g) Lack- und Anstricharbeiten:
elektrische Farbspritzanlage, Trockenanlage, Arbeitstisch / Absaugeventilator.

h) Mechanikerwerkstatt:
Drehbank / Bohrmaschine, Schleifbock, Hebelschere / Werkbank mit Schraubbock, Beinaufbau- und Statikapparat / Beinprobierapparat.
Werkzeuge: Schiebelehre, Mikrometerschraube, Reißzeug, Anschlagwinkel / Schmiege / Körner / Reißnadel / Spitz- und Zangenzirkel / Hand- und Treibhämmer / Rund-, Flach- und Beißzangen, Vor- und Seitenschneider, Schränkeisen / verschiedene Meißel / die verschiedenen Feilen / Spiral- und Gewindebohrer / Zapfenfräser / Reibahlen / Spitz- und Zapfensenker / Schraubenzieher / Schraubenschlüssel / Durchschläge / Nietenzieher / Kopfmacher / Nieteisen / Handblechschere / Stahllineal / Feilkloben / Handreibahlen / Windeisen / Schneideisen mit Halter / Löteinrichtung / Zollstock, Bandmaß, Metallsäge / Wasserwaage / Senklot usw.

Die vorstehende Aufzählung erhebt nicht Anspruch auf Vollständigkeit, denn in der Praxis ergibt sich von selbst, ob dieses oder jenes für die Einrichtung noch zweckmäßig ist oder nicht. Jeder Handwerksmeister hat seine eigene Methode und wird sich zu den handelsüblichen Einrichtungen und Werkzeugen noch manche Vorrichtung anfertigen, wenn damit seiner Fertigungsarbeit in der Werkstatt gedient ist. So erfordert die Herstellung von orthopädischen Behelfen aus Kunststoffen (Plastikmaterial) besondere Einrichtungen und Werkzeuge, insbesondere einen Elektroofen mit Thermostaten, weil die Verarbeitung der Plastikmassen besondere Temperaturen beanspruchen.

Werkstatt und Arbeitsplätze müssen ständig sauber gehalten werden. Der unvermeidbare Anfall an Staub, Schmutz und Abfall darf nicht im Werkraum aufbewahrt werden. Ebenso ist darauf zu achten, daß die zur Vermeidung von Unfällen und zum Schutze der Gesundheit notwendigen Schutzeinrichtungen und Werkzeuge (Schutzbrillen, Staubmasken usw.), Feuerlöscher u. a. immer bereitgehalten werden.

Es empfiehlt sich ferner, die Rohstoffe, Halbfabrikate usw. in einem besonderen Raum übersichtlich und trocken aufzubewahren. Für empfindliche Materialien und für die Kleinmaterialien schafft man am besten Kästen und Schränke an.

Wenn auch die Verwendung von Serienteilen und Halbfabrikaten in der Reichspreisliste ausdrücklich vorgesehen ist, schließt dies nicht aus, daß die Werkstatt so eingerichtet sein muß, daß der Lieferant diese Teile dort auch selbst in einwandfreier Weise herstellen kann.

Ein Fachunternehmen, daß in dieser Weise alle nötigen Voraussetzungen erfüllt, die heute für die Zulassung als Lieferant der orthopädischen Versorgungsstellen und Sozialversicherungsträger (Berufsgenossenschaften, Krankenkassen und Sozialämter) verlangt werden, kann sich in aller Ruhe der Prüfung und Kontrolle durch Auftraggeber, Gewerbeaufsicht und Gesundheitspolizei unterziehen.

Schrifttumsverzeichnis

Erhard, Heinrich: Werkstoffkunde für lederverarbeitende Berufe. Konradin-Verlag Robert Kohlhammer, Stuttgart

Herfeld, Hans: Grundlagen der Lederherstellung, Verlag Theodor Steinkopff, Dresden (1935).

Jaumann, A.: Von Garnen und Stoffen, Fachverlag Schiele & Schön, Berlin.

Mörsdorf, Joh.: Das Holz — eine Rohstoff- und Werkstoffkunde. Verlag Dumcker & Humblot, Berlin.

Pfau, Hermann: Lehrbuch für Bandagisten- und Orthopädiemechaniker. Otto Elsner Verlagsgesellschaft, Berlin.

Plath, Erich, Dipl.-Ing.: Die Holzverleimung. Wiss. Vlgs.-Ges., Stuttgart.

Prieß, Hans: Die Werkstoffe in der Orthopädie. Georg Thieme Verlag, Leipzig.

Reiner, Dr. Stefan: Kautschuk-Fibel. Verlag Berliner Union, Stuttgart.

Spraul, Dipl.-Ing. Dr. A.: Metall-Werkstoffkunde. Verlag Erwin Burda, Freiburg/Br.

Weyler, H., Architekt: Was man vom Gips wissen muß! Beratungsstelle des deutschen Gipsvereins E. V. Stuttgart. Heraklith-Rundschau, Heft 6, April 1952.

Außerdem:

Aufsätze und Informationen der nachstehenden Firmen:

Aluminium-Zentrale e. V., Düsseldorf, Jägerhofstr. 26—29 (Leichtmetalle)

Aluminium-Walzwerk Wutöschingen G. m. b. H., Wutöschingen (Leichtmetalle)

Arcophor KG. Herbert Zscherp, Eppstein/Taunus (Arcophor)

Badische Anilin- und Soda-Fabrik, Ludwigshafen (Kunststoffe und Leime)

Bobingen A. G. für Textil-Faser, Bobingen (Perlon)

Chemische Fabrik Kepec, Siegburg (Panplast)

CIBA Aktiengesellschaft, Wehr/Baden (Araldit Gießharze)

Farbwerke Hoechst, Frankfurt/Main (Kunststoffe und Leime)

F. Kurt Fischer, Berlin-Charlottenburg, Marathonallee 16 (Leder)

Jacob & Pfüller, Frankenberg/Eder (Gummistrickwaren)

F. W. Kraemer, KG., Remscheid-Haddenbach (Metalle)

Kunstseiden Aktiengesellschaft, Wuppertal-Elberfeld (Perlon)

Gebr. Küpper, Solingen-Wald (Metalle)

Fritz Moll K. G., Wuppertal-Barmen (Perlon)

Röhm & Haas, G. m. b. H., Darmstadt (Plexidur)

Scheidemantel-Motard-Werke A.G., Berlin-Spandau (Leime)

Schmidt & Clemens, Berghausen/Rhld.-Berlin-Tempelhof (Metalle)

Schusterinsel A.G., Opladen (Kunstleder)

Schwabe, Wilhelm, Holzindustriebedarf, Goslar (Das plastische Holz)

Stahn, Julius, Berlin SW 61, Mehringdamm 61 (Leder)

Tiefengrüner Gerberei, Tiefengrün über Hof (Leder)

Vereinigte Glanzstoff-Fabriken A. G, Wuppertal-Elberfeld (Perlon)

Vereinigte Leichtmetall-Werke G. m. b. H., Hannover/Bonn (Leichtmetalle)

Weickert, J. D., Filzfabrik, Wurzen-Sachsen (Filze)

Sachregister

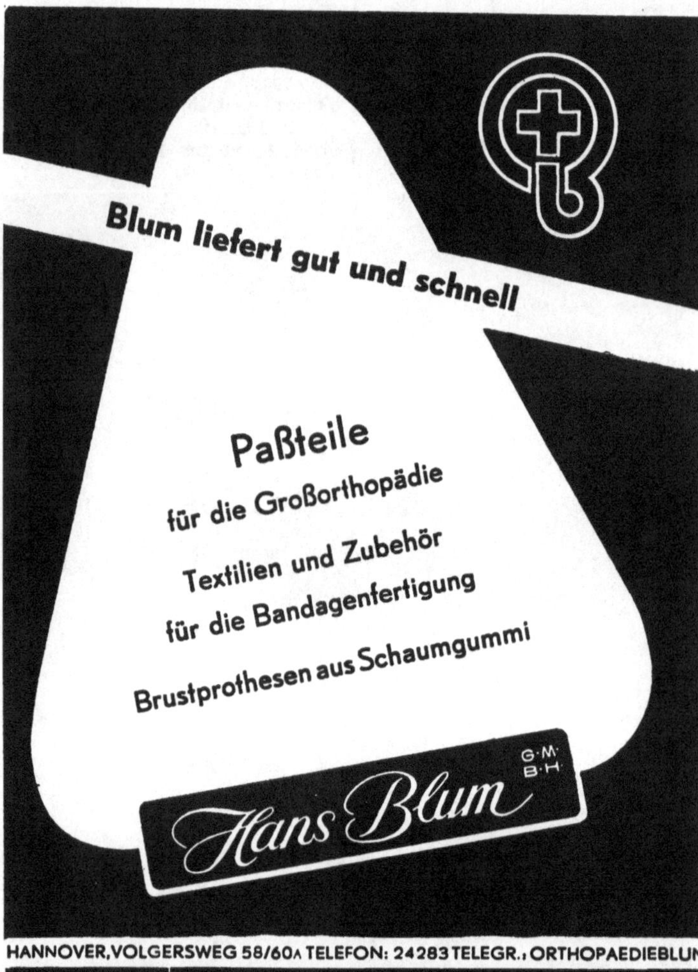
Blum liefert gut und schnell
Paßteile
für die Großorthopädie
Textilien und Zubehör
für die Bandagenfertigung
Brustprothesen aus Schaumgummi
Hans Blum G·M·B·H·
HANNOVER, VOLGERSWEG 58/60A TELEFON: 24283 TELEGR.: ORTHOPAEDIEBLUM

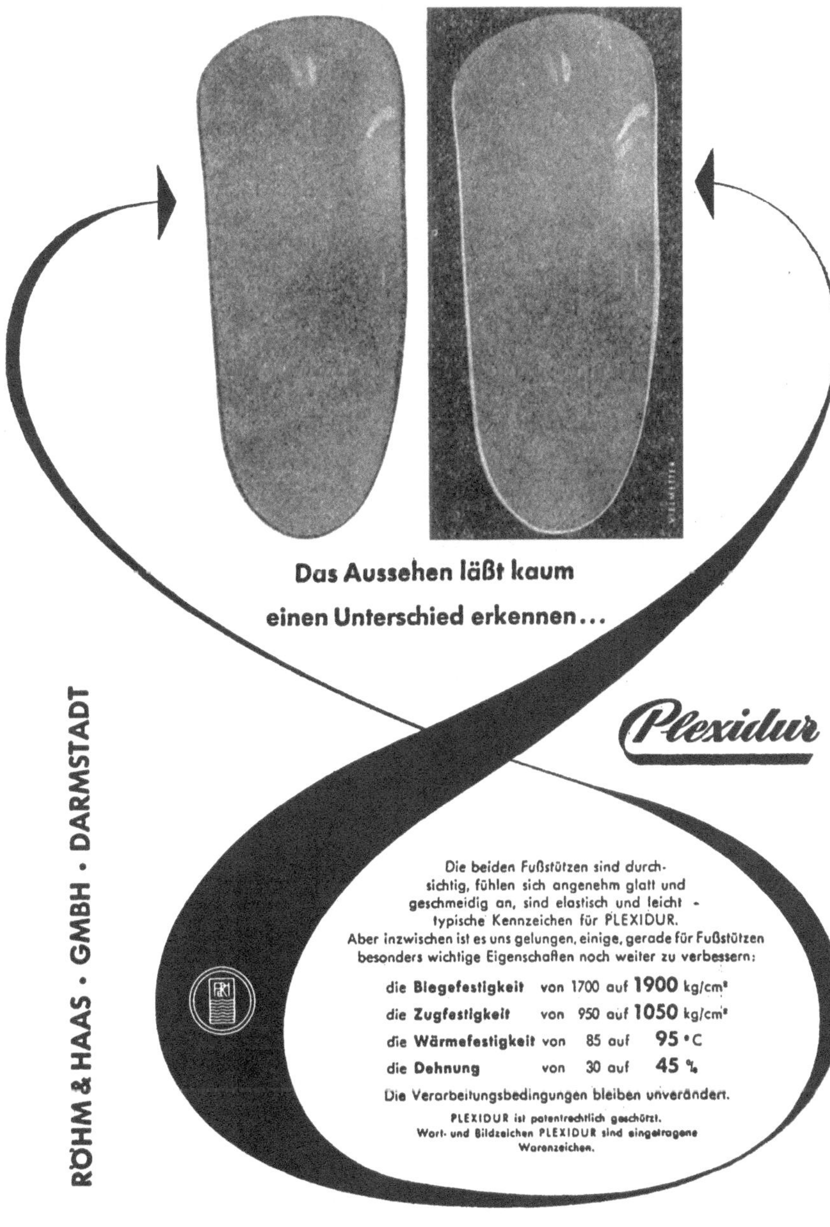
Das Aussehen läßt kaum
einen Unterschied erkennen...
Plexidur
RÖHM & HAAS · GMBH · DARMSTADT
Die beiden Fußstützen sind durchsichtig, fühlen sich angenehm glatt und geschmeidig an, sind elastisch und leicht - typische Kennzeichen für PLEXIDUR.
Aber inzwischen ist es uns gelungen, einige, gerade für Fußstützen besonders wichtige Eigenschaften noch weiter zu verbessern:
die Biegefestigkeit von 1700 auf 1900 kg/cm²
die Zugfestigkeit von 950 auf 1050 kg/cm²
die Wärmefestigkeit von 85 auf 95 °C
die Dehnung von 30 auf 45 %
Die Verarbeitungsbedingungen bleiben unverändert.
PLEXIDUR ist patentrechtlich geschützt.
Wort- und Bildzeichen PLEXIDUR sind eingetragene Warenzeichen.

FSC
www.fsc.org
MIX
Papier | Fördert gute Waldnutzung
FSC® C083411

Zeitfracht Medien GmbH
Ferdinand-Jühlke-Straße 7
99095 Erfurt, Deutschland
produktsicherheit@kolibri360.de